Jorge Orlay Serrano Torres
Omelio Cepero Rodríguez
Yaiselin Valls Ferrer

Bioseguridad en instalaciones porcinas. Manejo sanitario preventivo

Jorge Orlay Serrano Torres
Omelio Cepero Rodríguez
Yaiselin Valls Ferrer

Bioseguridad en instalaciones porcinas. Manejo sanitario preventivo

Bioseguridad porcina

Editorial Académica Española

Publisher:
Editorial Académica Española
is a trademark of
International Book Market Service Ltd., member of OmniScriptum Publishing Group
17 Meldrum Street, Beau Bassin 71504, Mauritius
Printed at: see last page
ISBN: 978-620-2-80948-1

TITULO: Bioseguridad en instalaciones porcinas. manejo sanitario preventivo en granjas porcinas

SUBTITULO: Bioseguridad porcina

AUTORES: Jorge Orlay Serrano Torres; Omelio Cepero Rodríguez; Yaiselin Valls Ferrer; Humberto navarro Perdomo; Jorge Martínez Melo; Yanet Delmas Fernández; Tomas E Gómez Rodríguez.

Resumen

Los avances de la salud en el ámbito internacional y los cambios ocurridos en el comportamiento de las enfermedades, determinados por el control de unas y la aparición o reaparición de otras, exige la aplicación de medidas y sistemas de vigilancia y control que permitan enfrentar esta situación en la actualidad en las condiciones de la vida moderna, la dinámica y rapidez de la transportación de alimentos y personas, así como los movimientos demográficos que favorecen el desarrollo, la proliferación y dispersión de microorganismos supuestamente controlados El documento aborda aspectos generales y específicos de la bioseguridad asi como las principales enfermedades que afectan las producciones porcinas en Cuba y quizás en algunos países con similares características ambientales y productivas. Identifica las principales brechas sanitarias que pueden coadyuvar la presentación de enfermedades en granjas porcinas y alerta como podemos minimizarlas. También se comentan los principales indicadores bioproductivos y de salud en cerdos, así como un numero de investigaciones relacionadas en la temática.

Palabras claves: cerdo, bioseguridad, manejo, indicadores bioproductivos, enfermedades porcinas

CONTRATAPA

La bioseguridad es una práctica diseñada para impedir la diseminación de enfermedades en las explotaciones porcinas, es la práctica más barata y efectiva en el control de las enfermedades. Las medidas de bioseguridad desempeñen un papel importante para mantener la salud previendo la entrada y diseminación de agentes infecto contagiosos en las instalaciones porcinas con la utilización mínima de quimioterapéuticos y un aumento de la eficiencia productiva.

La información que ofrece el documento pudiera ser de utilidad a médicos y técnicos en la rama veterinaria; productores y estudiantes de la carrera de las Ciencias Agropecuarias

.

Resumen curricular Jorge Orlay Serrano Torres

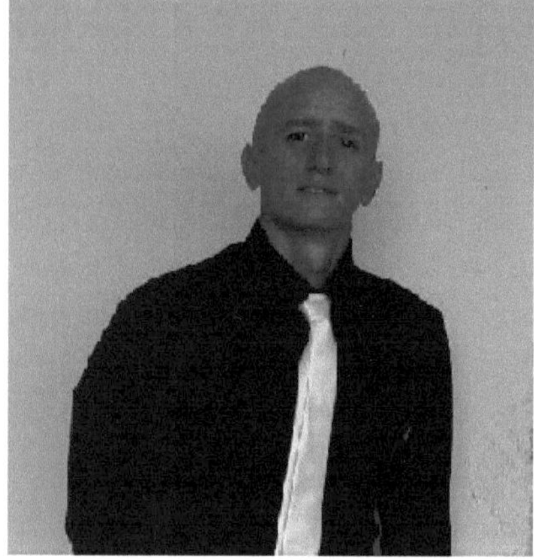

Graduado de Dr en Medicina Veterinaria en la universidad de Camagüey, MsC especialista en clínica de animales de la universidad central de las villas ¨Marta Abreu¨, profesor Auxiliar de la facultad de ciencias agropecuarias de la universidad de Ciego de Ávila ¨Máximo Gómez Báez¨, autor principal de 6 libros y coautor de 15 obras relacionados con las ciencias veterinarias, ha participado múltiples eventos nacionales e internacionales y ha publicado sus trabajos en revistas dentro y fuera del país

Índice

INTRODUCCIÓN

El concepto de bioseguridad está sujeto a muchos debates de ahí las diferencias de opiniones al respecto, así que para definir el término se expresa que: Bioseguridad es el funcionamiento de un sistema operativo integral (es decir alcanza los niveles personales, grupal, medio- ambiental y del producto) basado en el ejercicio de una conducta coherente, solidaria continua y optimizable con el objetivo de reducir el riesgo biológico en un universo determinado. Normatizado al más bajo costo y que asegure un nivel ético racional (SENASA, 2001).

Bolaños et al, (1998) plantean que la bioseguridad es la protección para la vida, es considerada como el conjunto de procedimientos técnicos, medidas sanitarias y normas de trabajo aplicadas en forma lógica encaminadas a prever la entrada y salida de agentes infecto contagiosos a una exposición cuyo principal objetivo es mantener la salud.

La producción animal constituye uno de los ejes esenciales en que se sustenta la economía de una nación, por su aporte directo a la alimentación del hombre, por su incidencia en el equilibrio biológico y otros factores de índole social. No obstante, este importante eslabón económico se ve afectado considerablemente por eventos epidemiológicos que influyen negativamente en el desarrollo de la población animal.

Por tal motivo en los últimos tiempos en los sistemas de explotación avícola, porcina y bovina, se habla cada vez con más fuerza acerca de la importancia de poner en práctica un buen programa de bioseguridad (Woodge, 2002).

La bioseguridad desempeña un papel muy importante en el mantenimiento de la salud de los cerdos y en la práctica la aplicación de medidas preventivas no está limitado únicamente a granjas con muy buen estado sanitario (salud) si no que las granjas con grandes problemas patológicos deben estar pendientes a aplicar los correctivos necesarios para evitar que estas infecciones se diseminen y que otras enfermedades entren a las granjas. (Antillano, 2002).

Para mantener las condiciones adecuadas para preservar la salud del hato dentro de la granja y considerando la alta posibilidad de transmisión de enfermedades de una granja a otra por vías diversas, es necesario disminuir al máximo el riesgo de entrada a la granja de gérmenes patógenos, es por esto que el manejo de la bioseguridad y salud en las granjas es de vital importancia (ACONTECE, 2002).

La bioseguridad y bioprotección de las instalaciones pecuarias, constituyen uno de los patrimonios económicos y sociales en nuestro país, por eso es necesario realizar un estudio evaluativo a través de los indicadores bioproductivos y de salud para medir el grado de cumplimiento de las medidas de seguridad en las unidades porcinas, a fin de mostrar que éstas son pilares en la epizootiología moderna.

La salud animal en las instalaciones pecuarias es considerada como un elemento económico y sanitario de trascendental importancia y aún en la actualidad persisten criterios con relación al equilibrio de los indicadores bioproductivos y epizoóticos, entonces si se cumplen estrictamente las medidas de bioseguridad es posible disminuir las pérdidas económicas en las unidades porcinas.

Encinosa, (1995) plantea que la prevención constituye el primer objetivo dentro de la política de los servicios veterinarios en lo respectivo a la salud porcina. La protección de nuestras fronteras para evitar la entrada de la Fiebre Porcina Africana (P.P.A.) la Fiebre Aftosa, Estomatitis Vesicular y Enfermedad Vesicular del Cerdo, que constituyen enfermedades de primer orden para la salud animal. También se establecen requisitos para el comercio sobre otras enfermedades que sin tener esta gravedad resultan exóticas en nuestro país. Se incluyen en este grupo la Gastroenteritis Transmisible (T.G.E.), Síndrome Digenésico Respiratorio, la Parvovirosis Porcina y el Ántrax.

Los avances de la salud en el ámbito internacional y los cambios ocurridos en el comportamiento de las enfermedades, determinados por el control de unas y la aparición o reaparición de otras, exige la aplicación de medidas y sistemas de vigilancia y control que permitan enfrentar esta situación en la actualidad en las condiciones de la vida moderna, la dinámica y rapidez de la transportación de alimentos y personas, así como los movimientos demográficos que favorecen el desarrollo, la proliferación y dispersión de microorganismos supuestamente controlados (Pinelli *et al.,* 2004).

De no aplicarse correctamente las medidas de Bioseguridad las pérdidas económicas se verán reflejadas en la elevada mortalidad, deficiente ganancia de peso, mala conversión alimenticia, excesivo gasto por medicamentos y altos decomisos en matadero (Fuentes, 2001).

Sanidad animal

La Sanidad porcina es considerada como una práctica indispensable para mejorar las condiciones de crianza y bienestar de la porcicultura ya que mediante las actividades de prevención control y erradicación de las principales enfermedades que afectan a los cerdos los sistemas productivos de esta especie pueden ser más eficientes y proporcionar garantía sanitaria e inocuidad de los productos y subproductos derivados de estos. Prevenir la entrada y salida de agentes infecciosos es desafío continuo de los productores y médicos veterinarios. Cuando una granja es afectada por una enfermedad el impacto puede ser devastador para la salud de los cerdos y las finanzas del productor. Un buen programa de bioseguridad ayuda a disminuir los riesgos de transferir patógenos de una granja a otra (Pinelli et al., 2004).

Desde el punto de vista sanitario, la incidencia de enfermedades en las explotaciones porcinas, los efectos económicos que se derivan de las mismas y los estudios epidemiológicos más recientes aconsejan evitar las altas concentraciones de animales en una misma zona, por la limitación de capacidades en las explotaciones, el establecimiento de determinadas medidas de aislamiento de explotaciones; estos dos aspectos son fundamentales para impedir la difusión de enfermedades. Conjuntamente es de vital importancia preservar los recursos naturales y proteger el medio ambiente, previniendo los posibles efectos negativos que puede generar la cría intensiva. Al intensificarse las explotaciones porcinas y su concentración en determinadas áreas se plantea la necesidad de hacer compatible la creación de riquezas, con las exigencias de un medio ambiente adecuado y equilibrio sanitario controlable. Las nuevas tendencias de crianza han introducido conceptos relativamente nuevos en el establecimiento de normas que aseguren la armonía ambiental del sistema y equilibren la calidad epizoótica del proceso (Wooder y Grezzi, 1997).

Bioseguridad

Además de mantener las condiciones adecuadas para preservar la salud del hato dentro de la granja, y considerando la alta posibilidad de transmisión de enfermedades de una granja a otra por vías diversas, es necesario disminuir al máximo el riesgo de entrada a la granja de gérmenes patógenos ajenos a la misma. Es por esto, que el manejo de la bioseguridad y salud en las granjas es de vital importancia. La prevención de enfermedades, detección temprana y respuesta rápida de las mismas son la clave de un manejo efectivo de la situación (Keravenant, 2005).

Del Pino (2002), señala que la bioseguridad es una práctica diseñada para impedir la diseminación de enfermedades en las explotaciones avícolas, así como en las de otras especies de animales, debe mantenerse la granja de tal forma que haya un tránsito mínimo de microorganismos biológicos a través de sus límites; la bioseguridad es la práctica más barata y efectiva en el control de las enfermedades, ningún programa de prevención funciona sin llevarlo a la práctica.

Feingold (2005), plantea que el buen estado zoosanitario y el rendimiento de los animales de interés económico, es específicamente el mayor de los valores agregados para cumplir con los objetivos de producción y las herramientas imprescindibles. Para lograr esto, la bioseguridad es un sistema de prevención bien planificado, implementado, medido y evaluado constantemente con su correspondiente aseguramiento estable de las condiciones necesarias para obtener los resultados esperados.

El hombre juega como actor social un papel importante desde el punto de vista de su capacitación y motivación (Pérez, 2003). Los trabajadores deben saber cuán importante es la bioseguridad y cuáles son sus beneficios si se implementan correctamente; mientras más se les educa menos necesidad hay de vigilarlos (Villancourt, 2003).

La bioseguridad desempeña un papel importante para mantener la salud de los cerdos previniendo la entrada y/o diseminación de agentes infecto-contagiosos en las explotaciones porcinas con la utilización mínima de quimioterapéuticos y un aumento de la eficiencia productiva (Mosqueda, 1992).

Nilipour, (1992) considera que los visitantes son causantes del 90% de los brotes de enfermedades por lo que por norma general se deben limitar las visitas a las unidades. Es necesario un estricto control de los movimientos de las personas y de las poblaciones de roedores, insectos y aves silvestres.

Chávez, (1992) plantea que el estudio de las áreas de riesgo constituyen un elemento fundamental a partir del cual se pueden determinar las posibles afectaciones a las especies animales, donde se valoran los objetivos que constituyen premisas, localización de brechas y desarrollo de efectos negativos así como la capacidad de respuesta organizada para prevenir y detectar precozmente las anormalidades que se originan dentro de las especies expuestas.

Lo más importante para corregir los problemas, por ejemplo en caso de los focos, difusión, susceptibilidad, el establecimiento de nudos críticos, estos pueden ser la falta de información, procedimientos deficientes, deficiencias de recursos, falta de capacidad, conflictos con el programa, indiferencia frente al programa en determinados sectores de la población, etc. Estos nudos críticos, son los que explican el nivel en que se pueden enfrentar los problemas observados. La propuesta es trabajar con módulos explicativos, con piezas que se colocan y se sacan, que son independientes, no interdependientes y que dan una gran flexibilidad para modificar permanentemente los planes y programas y que no necesariamente en todos los casos tienen que ser explícitos. Esta matriz tridimensional puede usarse y corregirse cuantas veces sea necesaria (Zottele, 1993).

Astudillo et al, (1993) plantea que la organización económica social de la ganadería (estructuras y procesos) es la base para explicar el comportamiento y los mecanismos responsables por ocurrencias mórbidas por su mantención endémica en ciertas áreas, por su difusión hacia otras, por su no ocurrencia o aparición ocasional y finalmente por permitir caracterizar las condiciones de riesgo de las diferentes áreas y sus poblaciones ante un programa específico.

Por esto el manejo de la bioseguridad en granjas es de vital importancia, la prevención de enfermedades, detección temprana y respuesta rápida de las mismas son la clave de un manejo efectivo de la situación (Pérez, 1997).

Como se conoce al disminuir las medidas de bioseguridad y bio-protección los animales quedan expuestos a la penetración de agentes etiológicos que pueden afectar en mayor o menor grado su estado de salud por lo que implica la disminución de su producción y el encarecimiento de ésta. Por tal motivo nuestros esfuerzos deben estar encaminados hacia el perfeccionamiento de la bioseguridad y bio-protección (Fernández, 1998).

Para disminuir los riesgos de penetración de enfermedades emergentes que pongan en peligro el estado de salud de la población, se necesita la creación de un Sistema de Salud Pública Veterinaria de Vigilancia Epidemiológica (Vargas, 1998). Por lo anteriormente expuesto Mackey, (1998) aconseja realizar una caracterización, confeccionar un expediente en cada una de las unidades registrando antecedentes epizootiológicos, la situación sanitaria actual, incidencia y ocurrencia sanitaria.

La caracterización de los problemas de salud animal debe referirse a poblaciones animales homogéneas en relación a las formas de organización socio-económicas de la producción que tienden a expresarse con perfiles específicos de salud–enfermedad. Frente a este hecho, es necesario formar diversos planes para abordar las distintas contingencias previsibles (Zottele et al,1999).

En las instalaciones pecuarias, específicamente en las porcinas, predominan un grupo de enfermedades que obedecen a violaciones de las normas y procedimientos establecidos, es decir las llamadas enfermedades de la producción, tecnopáticas o multifactoriales que si verdaderamente ocasionan pérdidas económicas considerables, no en todos los casos alteran significativamente los indicadores epizoóticos y de salud en dichas instalaciones por lo que verdaderamente en la actualidad para considerar un animal enfermo o una unidad afectada debe existir un desequilibrio entre ambos indicadores (Llorens et al, 1999).

Lazo et al, (2000) expresan que la bioseguridad significa la seguridad de los seres vivos a través de la disminución de riesgos de ocurrencia de enfermedades agudas y crónicas en una población específica y el desenvolvimiento en la implantación de normas rígidas que tienen la función de proteger un rebaño contra la introducción de cualquier tipo de agente infeccioso.

 La detección temprana de los problemas de salud depende de una cuidadosa observación de los parámetros de producción, condición del medio ambiente, inspección clínica de los animales, lesiones patológicas y resultados de laboratorio

El entendimiento del estado de salud de una granja mediante una vigilancia de rutina es útil como punto de partida para diagnosticar si se presentan problemas sanitarios y así tomar acciones preventivas y correctivas.

Ante la posible penetración de enfermedades emergentes, denominadas objetivos con riesgos biológicos (O.R.B.) el MINAGRI ha diseñado la estrategia nacional para la prevención de las referidas entidades, esta estrategia prioriza el cumplimiento de la bio-protección en las instalaciones pecuarias, dado que la ganadería constituye uno de los patrimonios fundamentales que tienen nuestro país principalmente en las especies bovina, bufalinas, ovino-caprina, porcina y otras susceptibles (I.M.V, 2001)

El estar bien familiarizados con las medidas de bioseguridad nos va a permitir mantener la salud y protección animal con un mínimo de antibióticos por eso el manejo de la bioseguridad y la salud en las granjas es de vital importancia.

La ubicación de la granja es de gran importancia y se recomienda se encuentre alejada un mínimo de 2 km. de otra explotación porcina, rastros, centro de acopio, etc. de manera que se evite el riesgo de contagio de las enfermedades. Si se va a construir debemos tener en cuenta la localización de otras granjas, carreteras, basureros, rastros y otras fuentes de infección potencial para la piara. Las naves deben estar ubicadas en forma paralela a la dirección de los vientos predominantes (Manual de Bioseguridad Porcina, 2002)

Medidas de bioseguridad a tomar en una granja porcina

 En cuanto al aislamiento y diseño de la instalación se habla de diferentes distancias (desde 1 hasta 10 km.), sin embargo el mejor criterio es el de mientras más lejos de otras explotaciones porcinas es mejor, debiendo estar la granja al final de su camino de acceso. Se necesita un diseño en el que se permita operar bajo el sistema "todo dentro - todo fuera", por semana, por lo menos en las áreas de maternidad y destete, y por cada una o dos semanas en el área de finalización.

Antillano, (2002) expresa que la distancia mínima a establecerse entre granjas porcinas debe tener en cuenta algunas enfermedades, por ejemplo:

Tabla 1. Distancia mínima entre granjas porcinas teniendo en cuenta determinadas enfermedades.

Patógeno	Distancia mínima entre granjas
Pseudorabia	8.0 km.
Gastroenteritis transmisible	0.8 km.
Síndrome Respiratorio Porcino	3.2 km.
Rinitis atrófica	0.8 km
Micoplasma	3.2 km
Estreptococcus suis	3.2 km
Fiebre aftosa	40 km
Actinobacillus	3.2 km

Menoyo, (2001) plantea que debe existir un croquis del establecimiento que abarque un radio al menos de 3 km donde se detallen las parcelas y actividades que en ellas se desarrollan, así como los principales accidentes geográficos, caminos, rutas y además que deben estar alejados por lo menos a 500m de caminos públicos.

La Resolución 12/98 del Instituto de Medicina Veterinaria orientó un conjunto de medidas de bioseguridad con el objetivo de salvaguardar la salud del rebaño contra la posible introducción de gérmenes patógenos a todas las unidades de producción animal. Estas medidas de protección contra epizoóticas se pueden dividir en exógenas y endógenas.

Medidas exógenas:

Para bien identificada y dividida en grupos según clasificación. Los animales se identifican con fecha de nacimiento y raza y se dividen en grupos lo más homogéneamente posible.

Cerca perimetral. Deberá ser de malla ciclónica con una altura entre 2 y 2.15m. y un claro entre cerco de 2m para impedir el paso de animales. En las granjas de alto riesgo se recomienda contar con un área de amortiguamiento, o sea una doble cerca perimetral (Morilla, 1997).

Control de traslados. Los traslados internos como externos deben estar controlados conociendo la procedencia de éstos, además de contar con un certificado veterinario donde explique los estudios serológicos y situación epizootiológica de la unidad de procedencia.

Transporte dedicado al ganado porcino. Los vehículos son fuente potencial de transmisión de agentes patógenos, cuando tienen excrementos adheridos a las llantas y armazón del vehículo portadores de agentes que causan enfermedades, hay evidencias que el *Actinobacillus pleuroneumoniae*, G.E.T. y *Streptococcus suis* pueden ser diseminados por éstas (Bioseguridad del cerdo, 2003). Todo vehículo que transporte cerdos deberá estar limpio y desinfectado y si es posible que no entre a la granja, se recomienda contar con un vehículo exclusivo para uso interno.

Utilizar un transporte sólo para alimentos. El transporte de alimentos debe ser adecuado para el pienso a granel, preferentemente cerrado para evitar la contaminación o pérdida de la calidad del producto.

Prohibición de entrada de vehículos y personas no autorizadas. Se debe evitar las visitas innecesarias y solo se permitirá el ingreso del personal indispensable, por ningún motivo deben entrar vehículos a la Unidad y de hacerlo deberán ser desinfectados y no haber transportado animales ni subproductos de origen porcino 72 horas antes.

Evitar la entrada de animales ajenos y de otras especies. Los roedores, animales salvajes y pájaros son fuentes de patógenos para el cerdo. Los roedores pueden acarrear agentes que causan la rinitis atrófica, diarreas por rotavirus y disentería porcina, los perros causan disentería porcina y brucelosis, los pájaros son transmisores de tuberculosis, P.P.C., P.R.R.S. y G.E.T. y el gato de la toxoplasmosis (Salud en el cerdo, 2002). Por tal motivo en la Unidad deben tomarse medidas para evitar la entrada de animales ajenos con el fin de evitar la transmisión de los agentes patógenos antes mencionados.

Fuerza de trabajo dividida por áreas. El personal de trabajo tendrá un área específica para laborar con el objetivo de evitar el traslado de agentes infecciosos de una nave a otra. El personal técnico que por necesidad debe ingresar en varias naves debe desinfectarse correctamente el calzado, manos e instrumentos de trabajo. La enfermedad de hocicos y patas así como la influenza pueden ser transmitidos por ropas y botas contaminadas (Seguridad Porcina, 2003).

Una puerta de entrada y salida. La cual debe mantenerse cerrada y vigilada permanentemente. Para ello es indispensable llevar actualizado el registro de entradas y salidas. Es importante contar con señalizaciones colocadas en lugares visibles para evitar las entradas de personas no autorizadas.

Piscina de desinfección aforada. La entrada de la granja deberá contar con una piscina de desinfección y equipo de aspersión para desinfectar los vehículos que entren o salgan de ellas. Es recomendable tener un área de prelavados antes que las llantas del vehículo entren al badén; es necesario que en éste se mantenga el nivel de desinfectante a la concentración recomendada y que tenga un drenaje que permita la limpieza del mismo. Además, las puertas de ingreso a las áreas de producción y/o naves deben contar con cajuelas de desinfección.

Filtro sanitario. Debe estar ubicado dentro de la zona gris o de amortiguamiento debiendo contar con una entrada donde se cambie la ropa de calle, zapatos y objetos personales. Deben poseer casilleros y duchas y un área limpia con ropas y zapatos de trabajo con salida a las naves de producción.

Prohibición de introducción a la unidad de productos biológicos. No se permitirá la entrada de subproductos de origen animal, como harinas de carne, sangre y hueso, si esto ocurriera debe ser autorizado por el médico veterinario luego que se conozca su inocuidad. Por ningún motivo los productos deben ser de origen porcino.

Control de procedencia de los alimentos. El personal técnico contará con controles sobre la procedencia de los alimentos, amparados por una certificación de calidad y de Veterinaria del lugar de procedencia.

Cadena de frío para productos biológicos. La Unidad debe contar con una nevera portátil para el traslado de las vacunas desde los almacenes hasta ésta.

Área de cuarentena. Esta área es para la recepción de los animales de nuevo ingreso. Deberá ser manejada por personal exclusivo, ubicándose en una zona externa, a 300 metros como mínimo de la unidad de producción para la observación de los animales y la realización de pruebas diagnósticas que garantice la ausencia de enfermedades transmisibles.

Rampa de carga y descarga. Ésta debe estar instalada en los límites de la cerca perimetral, con el fin que los cerdos puedan ser embarcados o desembarcados sin necesidad que los vehículos entren a la granja.

Medidas endógenas:

Delimitación de barreras. Deben existir cercas que delimiten las distintas áreas de producción de las Unidades.

Disposición de cadáveres. El área debe estar junto a la de necropsia, donde se pueda realizar la incineración y/o enterramiento, evitando el impacto ecológico y respetando los mantos freáticos.

Sistema adecuado de disposición de residuales. Las explotaciones porcinas no solo producen cerdos, sino también residuales que se componen fundamentalmente de excretas, orina y en menor cuantía desechos de alimentos, pelos y restos de metabolismo. Las plantas de tratamiento de residuales más convencionales son:

A. Cámara de rejas.

B. Sistema de laguna de estabilización: son excavaciones en tierra que se impermeabilizan y son diseñadas para el tratamiento de aguas residuales por medio de interacción de la biomasa principalmente bacterias y algas. Según Ramírez, (2003) las lagunas se clasifican en:

1. **Anaeróbicas.** Actúan mediante un proceso de descomposición de las excretas y se lleva a cabo sin la presencia de oxígeno. Tiene la desventaja de la presencia del mal olor (compuestos sulfurosos) y la dificultad de alcanzar la temperatura adecuada (30°C a 60°C) para su mejor funcionamiento.

2. **Aeróbicas.** En este proceso intervienen bacterias aeróbicas que degradan la celulosa y la lignina muy lentamente. Para el segundo caso se utilizan aireadores superficiales que operan con difusores que proporcionan oxígeno a lagunas de más de 6 metros de profundidad. No producen mal olor, las aguas pueden ser fuente de nutrientes para las algas y los peces y se pierde el valor como fertilizante.

3. **Facultativas.** Se llevan a cabo los 2 procesos, en el fondo de la laguna ocurre la fermentación anaeróbica y en la superficie la aeróbica.

C. Digestores anaeróbicos: En ellos se obtiene energía en forma de biogás.

D. Ensilaje.

E. Compost.

Área de recuperación. Las Unidades deben contar con ésta para los animales que han enfermado y por ende se atrasaron en su desarrollo. En esta área se debe mantener una higiene estricta, además de un manejo y alimentación adecuados.

Botiquín para medicamentos e instrumentos. Dentro de la Unidad productiva debe estar ubicado un cubículo ventilado y fresco para el almacenamiento de los medicamentos e instrumentales que se utilizarán en los tratamientos de los animales. También en éste se puede tener un refrigerador para mantener los productos biológicos con una temperatura adecuada. La utilización de los medicamentos y productos biológicos deben estar supervisados por el médico veterinario de la Unidad.

Carné de Salud de los trabajadores. Éstos deben tener actualizado su carné de Salud con las vacunaciones e investigaciones serológicas establecidas, porque ellos son portadores de enfermedades zoonósicas como la Brucelosis y Leptospirosis, entre otras.

Lavado controlado de las ropas de trabajadores y visitantes. El área de lavado se ubicará en la zona gris, y por ningún motivo deberá salir de las instalaciones.

Nivel diagnóstico. Las necropsias deben cumplirse como mínimo al 80% y los envíos a los Laboratorios al 10% contra el total de las muertes ocurridas; esto nos permite conocer la situación epizootiológica de la Unidad.

Investigación del agua y los alimentos. Enviar al laboratorio muestras de alimentos y agua de bebida periódicamente para conocer el nivel de higiene de los mismos.

De acuerdo con Ovalle *et al.* (2003):

a) El personal que labora en granjas debe ser informado de no mantener cerdos en sus hogares.

b) Las personas que ingresen a las unidades productivas deben cumplir con las normas de bioseguridad establecidas por el productor. Estas deben ser documentadas, junto con los requerimientos establecidos para el acceso de vehículos, maquinarias y equipos, en un procedimiento operacional estandarizado.

c) Dentro de las granjas se deben emplear ropas y calzados de uso exclusivo.

d) La ducha sanitaria, previo ingreso, debe ser obligatoria para el personal que labora en planteles de producción genética.

e) Para planteles comerciales, el cambio de vestuario y el lavado de manos, previo ingreso, es requisito mínimo.

f) El personal que labora en granjas no debe consumir en su interior carne de cerdo ni derivados.

g) Se debe controlar el flujo de personal dentro de las granjas según una definición previa de separación de áreas (sucia y limpia), en caso de que se requiera.

h) Dependiendo de la modalidad de producción empleada se debe considerar un número mínimo de horas para el flujo interno del personal conforme la pirámide productiva (mataderos a crianza, crianza a reproductores comerciales y reproductores comerciales a planteles de producción genética).

i) Todas las visitas que ingresen a las granjas de crianza o reproductores comerciales deberán evitar el contacto con animales de otras empresas (vacas, cerdos, caballos, cabras, ovejas y otros ungulados, así como también pollos y pavos) durante un lapso mínimo de 48 horas. Esta restricción es extensible, cuando corresponda, a plantas de alimentos, mataderos y elaboradoras de productos alimenticios de origen animal.

j) Las visitas deberán llenar un formulario de declaración de acceso a las granjas, el que debe ser archivado al menos por un año.

k) No podrán acceder visitas a planteles de producción genética, salvo autorización escrita de la alta dirección.

Saneamiento ambiental

Dentro de las medidas de bioseguridad el saneamiento juega un papel muy importante, debido a que con un buen programa de éste se evita en gran medida la entrada y/o difusión de agentes patógenos.

Abastecimiento y calidad de agua

La crianza de cerdos debe contar con el suministro suficiente de agua potable, que permita las actividades de limpieza y desinfección del establecimiento y la alimentación del ganado. Los establecimientos que tengan su propio sistema de abastecimiento de agua, deben contar con la aprobación y vigilancia por parte del Ministerio de Salud (Gutiérrez, 2001).

Desinfección

Para realizar una desinfección en una instalación pecuaria se deben realizar las siguientes actividades previas a ésta.

1. Barrido y extracción de basura: Se realiza con cepillos, raspadores para remover y levantar las excretas así como la basura seca del piso, techos, cortinas e infraestructura.

2. Lavado: Permite que el agua penetre en la materia orgánica para eliminarla de la superficie. Se debe poner atención a las esquinas, rendijas o cualquier irregularidad de las superficies.

3. Desinfección: Aplicar el desinfectante de preferencia con el aspersor para asegurar que penetre en todas las grietas e irregularidades de la construcción. La reacción desinfectante agente infeccioso necesita de un tiempo de exposición entre 24 y 48 horas.

4. Enjuagar: Es para eliminar los residuos del desinfectante y evitar reacciones adversas a los animales.

Tipos de desinfección.

a) Profiláctica: Es la desinfección que se realiza periódicamente en las Unidades Porcinas, es una acción de tipo preventiva.

b) Corriente: Se efectúa cuando se presenta un brote de una enfermedad y después del aislamiento de los animales enfermos además debe efectuarse periódicamente hasta la eliminación total del agente infeccioso.

c) Final: Se lleva a cabo después de eliminada la enfermedad y antes de dar por terminada la cuarentena, para poder repoblar o liberar la Unidad.

La entrada de personas o animales a las instalaciones donde se haya efectuado este tipo de desinfección, se realizará con autorización veterinaria (Medidas de Bioseguridad en Instalaciones Porcinas, XI.2004).

La utilización de los desinfectantes dentro de los programas de bioseguridad, permiten lograr una drástica reducción de los problemas que causan los agentes patógenos. La desinfección es un complejo de medidas dirigidas a la destrucción o control de gérmenes que ocasionan enfermedades al hombre y a los animales, los cuales se encuentran diseminados en el medio ambiente. Este complejo de medidas comprende además, la desratización y la desinsectación, los cuales pueden servir como vectores de infecciones (Weber, 2003).

Propiedades de un buen desinfectante según Villancourt (2003):

- Buena acción bactericida.
- No ser irritante.
- No tóxico.
- Buena actividad en presencia de materia orgánica.
- Económico.
- No corrosivo.
- Ecológico.
- Biodegradable.

Además señala que la eficacia de las sustancias desinfectantes depende de varios factores como:

- Concentración de la solución desinfectante.
- Duración del contacto.
- Temperatura de la solución.
- Susceptibilidad de gérmenes al producto.
- Formas de acción antimicrobiana.

Características de algunos desinfectantes más utilizados en la producción pecuaria (Castelló, 1998):

Principales desinfectantes utilizados en la desinfección de las unidades pecuarias.

Los principales desinfectantes utilizados son los siguientes:

- Formaldehído: Se puede utilizar en forma de solución que contiene entre el 35 y 40 % del producto activo, y en forma sólida (como paraformaldehído) con un contenido de 97 a 99 % de sustancia activa. En forma natural al desprenderse de la solución acuosa es un gas incoloro, de olor característico e irritante, capaz de destruir las mucosas de los ojos y de las vías respiratorias superiores. En solución al 2 % de producto activo es efectivo frente a las formas vegetativas bacterianas y la mayoría de los virus y hongos. Las soluciones al 6 % de producto activo son efectivas frente a las bacterias esporogénas. En forma de gases se utiliza para la desinfección de locales cerrados en combinación con el permanganato de potasio (ver desinfección por gases microbicidas, microbiología del aire). Para las desinfecciones profilácticas en unidades porcinas se permite su uso al 1 % con los animales dentro de las instalaciones, los que serán asperjados en caso de poseer ectoparásitos.

- Sosa Cáustica: Se presenta en forma sólida; es altamente corrosivo para los metales y tejidos vivos. La sosa cáustica es muy activa en soluciones al 2 % frente a la mayoría de las bacterias en fase vegetativa (excepto las micobacterias y los virus). Para la eliminación de bacterias esporulantes es necesario elevar la concentración al 5 % con un tiempo de exposición de cuatro horas.

- Hidróxido de calcio: Denominado también hidrato de cal o cal apagada. Es un polvo blanco, alcalino de pH 12,4 en solución acuosa y se obtiene a partir de la hidratación del óxido de calcio o cal viva. Se recomienda su uso como desinfectante, por su efectividad y bajo costo, siendo ampliamente usado en el campo de la desinfección en muy diversas formas; pero su uso fundamental es en forma de lechada de cal recién apagada en concentraciones del 10 % al 20 %. En nuestras condiciones se recomienda su uso al 15 %, pero fundamentalmente con el objetivo de lograr el blanqueado de las instalaciones después de ser desinfectadas con otras soluciones desinfectantes.

  Experimentos realizados en otras condiciones han demostrado su buena efectividad frente a: Escherichia coli, Salmonellas, Klebsiella y coliformes en general, Así como ante Streptocosus y Staphylococcus.

  Algunos autores consideran que adicionándolo a los residuales de instalaciones pecuarias se obtienen buenos resultados en su descontaminación debido a la elevación del pH del residual en cuestión.

Su marcado efecto bactericida perdurara aún después de aplicada la lechada de cal. Diversos autores demostraron que quince días después de aplicada, se mantenía su efecto bactericida y el número de microorganismos sobre las superficies era menor que el existente sobre las no tratadas. Debido a esta propiedad se recomienda como una medida de higiene adicional después de la limpieza y desinfección profiláctica. Aunque se requiere doble mano de obra que contribuye a elevar los costos de las labores de limpieza y de desinfección.

- Cloro: Se usa principalmente como saneador, más que como desinfectante. Es comúnmente utilizado para el tratamiento de aguas y en lechería. El hipoclorito de sodio y el hipoclorito de calcio son las preparaciones más frecuentes. También se usan algunos compuestos orgánicos como cloramina, diclorodimetilhidantoína, ácido dicloro o tricloro cianúrico. En general, se caracterizan por tener una alta reactividad con la materia orgánica, fuerte olor y, por ser del grupo de los halógenos, son corrosivos. Tienen amplio espectro

- Germicida: Su mecanismo de acción consiste en desnaturalizar las proteínas alternando los procesos enzimáticos. A mayor acidez se obtiene mayor efectividad.

Compuestos Órgano-Metálicos. Los compuestos organo-metálicos en uso hoy día, son principalmente derivados del mercurio, plata o estaño. En general, estos compuestos son considerados como agentes bacteriostáticos y no deberá confiarse la acción desinfectante del uso general en un hospital.

El principal uso de los órgano-mercuriales actualmente, es en antisépticos para aplicaciones tópicas, pero es necesario advertir con respecto a este uso, desde que Kearly informó en 1950 que los derivados de los órgano-metales usados en antisepsia son fácilmente neutralizados o inactivados por sustancias que contienen sulfidrilos, normalmente presentes en los fluidos del cuerpo y tejidos.

Los derivados órgano-mercuriales comúnmente usados como antisépticos, son el mertiolate, melaten y mercuriocromo y otros utilizados como preservadores industriales tales como el fenilmercurio o piridilmercurio.

Compuestos Anfóteros. En 1952, un nuevo grupo de agentes de superficie tensioactivos con mayor peso molecular que los aminoácidos, apareció en el campo de los desinfectantes. Tiene características anfóteras combinando acción detergente por su grupo aniónico con acción bactericida por su mitad catiónica. Debido a la estructura química, son considerados como compuestos no inactivados por las proteínas. Esa característica les da superioridad sobre los compuestos cuaternarios de amonio, pero son inactivados por jabones y detergentes aniónicos y no iónicos. Son activos en presencia de suero y leche.

- Yodo: Es el único elemento del grupo de los halógenos que es sólido a temperatura ambiente. Puede pasar espontáneamente del estado sólido a vapor, sin pasar por la fase líquida. Es ligeramente soluble en agua (un gramo de yodo en 300 ml de agua). Muy soluble en solventes orgánicos como alcohol (un gramo en 13 ml), y glicerina (un gramo en 80 ml) y libremente soluble en cloroformo, tetracloruro de carbono, éter, ácido acético glacial y propilenglicol.

El yodo es un elemento altamente reactivo, por lo cual es muy buen germicida. La forma activa desinfectante del yodo es la molécula I2, mediante dos mecanismos de acción que incluyen la inactivación de algunas enzimas y la coagulación de proteínas.

El yodo elemental es uno de los germicidas más potentes y de acción más rápida. La solución 1:20.000 mata a la mayoría de las bacterias en un minuto. Las esporas bacterianas húmedas requieren unos 15 minutos, pero las esporas secas pueden tardar horas en destruirse aunque las concentraciones de yodo sean grandes.

Estas propiedades del yodo fueron aprovechadas con propósitos antisépticos con el uso de la tintura de yodo, que es una solución de yodo en alcohol al 2 % o al 7 %. En la piel, la tintura de yodo destruye el 90 % de las bacterias en 90 segundos. El uso de esta sustancia se limitó a la antisepsia de la piel sana, al tratamiento de la epidermofitosis y se utilizó para desinfectar el agua de bebida, especialmente para destruir amebas. También se activó contra virus, hongos y protozoarios.

Como desinfectante verdadero, el yodo no se utilizó anteriormente debido a algunos factores limitantes: baja solubilidad, alta acción corrosiva sobre metales, inactivación en presencia de materia orgánica, inactivación en medio alcalino, acción irritante que puede producir eritema y vesiculación en las mucosas, por lo cual se ha utilizado como revulsivante; también puede producir sensibilización alérgica.

Combinación de productos desinfectantes. En la actualidad son muchos los que reconocen las ventajas que brinda realizar combinaciones de productos químicos para efectuar desinfecciones. Diferentes autores obtuvieron mejores resultados combinando productos desinfectantes que usándolos por separado consideran que las ventajas de la combinación se debe a su efecto sinérgico; con acción mayor hasta cinco veces que cuando se usan los desinfectantes por separado.

Cepero et al., Al estudiar cinco combinaciones de soluciones microbicidas, alcanzaron buenos resultados; en especial cuando el formaldehído formó parte de la mezcla. Estos mismos autores plantean la superioridad de las desinfecciones profilácticas de grandes centros porcinos mediante combinaciones de productos desinfectantes.

Hurtado et al. Indican que mezclando el hidróxido de sodio y el formaldehído, se eleva el pH y se obtiene una efectividad mayor cinco veces frente a la Escherichis coli, que usando solo uno de los dos productos.

En nuestras condiciones, Vera et al, comprobaron que la mezcla de hidróxido de sodio al 3 % a temperatura ambiente a razón de 1 L/m2, es eficaz frente a Mycobacterium bovis, mientras que cuando se usó el hidróxido de sodio solo, no obtuvo efectividad hasta un 10 % de concentración.

La efectividad de la lechada de cal en concentraciones del 10 % al 20 % se puede aumentar mediante la adición de otro producto desinfectante. La combinación de lechada de cal con hidróxido de sodio al 2 % es recomendada como beneficiosa.

Tablada et al., Consideran que añadiendo a una solución de hidróxido de calcio al 20 %, cantidades no precisadas de hidróxido de sodio o creolina se logra un mejor desinfectante, ya que en el caso del hidróxido de sodio se retarda la conversión a Co3Na2, al reaccionar con el aire; lo que permite aumentar el tiempo de duración de su acción. Además tiene la ventaja de permitir que todas las superficies reciban la solución, pues de esta forma quedan visibles las señales.

No obstante todas las ventajas planteadas, ninguno de los autores consultados define las concentraciones y cantidades adecuadas de hidróxido de calcio, hidróxido de sodio o formaldehído, que deben combinarse para obtener la efectividad deseada, y en los casaos en que se hace no hay coincidencia entre ellos. Sería importante definir en nuestras condiciones ambientales y de producción las concentraciones y cantidades más apropiadas de los principales desinfectantes usados; tomando en consideración las ventajas que ofrece la combinación de productos desinfectantes en el campo de la desinfección veterinaria con relación a efectividad y economía.

Nuevos productos desinfectantes

Antiguamente el número de productos desinfectantes era reducido; pero ya en la actualidad el rango es amplio. No obstante es necesario valorar la efectividad de nuevos productos químicos, comparándolos con productos establecidos en diferentes tipos de condiciones.

Tablada et al., Señala que hasta el presente no existe un producto desinfectante único en el que se reúnan todos los requisitos necesarios para calificarlo como ideal y destacan que cada día cobra mayor vigencia la búsqueda y evaluación de nuevos agentes desinfectantes.

En nuestro país se han introducido métodos de investigación en la desinfección veterinaria, con vista a obtener nuevos productos desinfectantes. A pesar de existir algunas metodologías, los estudios realizados con la búsqueda de nuevos desinfectantes no se han desarrollado. Estos se reducen a valoraciones sobre posibles usos de subproductos furánicos procedentes de la industria azucarera en el campo de la desinfección como desinfectantes químicos. En tal sentido, Cepero et al., y Martínez et al., plantean sustancias denominadas G-0 Y G-1, un buen efecto bactericida, aun usándolos en bajas concentraciones frente al indicador coliformes; pero la dificultad en la síntesis de estos productos furánicos y las grandes cantidades necesarias en la desinfección veterinaria atentan contra su aplicación a gran escala en la producción.

Consideramos oportuno señalar basado en lo anteriormente expuesto, que es necesario desarrollar la búsqueda y obtención de nuevos productos desinfectantes, a partir de residuos industriales lo que permitiría solucionar el déficit de productos químicos, evitar importaciones así como las afectaciones del ambiente; lo que en conjunto aportaría grandes beneficios a nuestra economía.

- Cenizas de carburo: Una alternativa para ser empleado como desinfectante durante el proceso industrial de obtención del gas etino (acetileno), a partir del carburo de calcio, se produce grandes cantidades de un residuo denominado cenizas de carburo, lodos de cal, cieno o cal residual. Este residuo químico, de olor acetilénico y color grisáceo, es producido en todas las fábricas del país en grandes cantidades; creándose dificultades con su disposición final al ambiente ya que afectan la flora y fauna del lugar.

  Estudios realizados por el departamento de desarrollo e inversiones de la Empresa de Gases Industriales referentes a su composición expresan los siguientes resultados:

  - Concentraciones 10, 20, 30, 54, 76 %
  - 54 % optima. Se aplica 300 ml por m2

Análisis base seca en por ciento:

Compuestos	En el generador	En el depósito
$Ca(OH)_2$	96,5	92,22
$CaCO_3$	1,25	2,82
SiO_2	1,1	1,46
$R_2O_3(AL_2O_3Fe_2O_3)$	0,5	2,66
$Mg(H)_2$	0,25	0,16

S	0,15	0,17
P	-	0,01
Carbón Libre	0,25	0,50
CaO (disponible)	73	69,8

Análisis de laboratorio (composición).

Compuestos	Miligramos por litro (mg/L)
Bicarbonatos	339
Carbonatos	3037
Calcio	945
Magnesio	5
Sodio	25
Fósforo	2
Cloruros	34
Nitratos	1
Sulfatos	0,1

pH aproximado 12,5

El análisis químico desde el punto de vista cualitativo realizado en el Centro Nacional de Investigaciones Científicas puso de manifiesto en su composición los siguientes elementos:

Elemento	Línea analítica
Ag	X
Zn	MT
Cd	-
Cu	X
Ni	X
Al	X
Ca	X
Ba	-
Bi	MT
Fe	X
Si	-
As	-
Pb	X
Su	-
Mn	X
Mg	X

Lectura:

    X = Línea definida.

    MT= Línea muy tenue.

    - = No aparece la línea analítica.

Debido a la necesidad de obtener nuevos productos desinfectantes de satisfacer nuestra creciente demanda y a las posibilidades que pueden brindar las cenizas de carburo en este sentido; sería de gran utilidad su valoración como desinfectante en el campo de la desinfección veterinaria, por los grandes beneficios que pueda ofrecer.

González Romano et al., demostraron que con el empleo del residual cenizas de carburo al 10 % de concentración en desinfecciones profilácticas en instalaciones porcinas son comparables a los que se lograron con el hidróxido de sodio y el formaldehído.

Virkon S:

Es un sistema balanceado y estabilizado de compuestos peroxigenados, surfactantes y ácidos orgánicos. La dosis a utilizar debe ser diluir 10 g en 1 litro de agua. Ofrece muchas ventajas y/o beneficios ya que está probado y comprobado contra 18 familias de virus que afectan a los animales domésticos, no disminuyendo su actividad frente a bacterias, mycoplasmas y hongos; no es corrosivo, no mancha, no deja residuos en el ambiente y es de baja toxicidad; es fácil de preparar y de aplicar; puede usarse por aspersión y micronización en frío; se puede aplicar manualmente; se puede utilizar en cualquier tipo de instalación pecuaria, incluso en presencia del ganado y deja un agradable olor a limón; contiene vaso (200 g) y tapa (500 g) dosificadores; actúa en presencia de materia orgánica y es biodegradable e inocuo para los animales y el hombre.

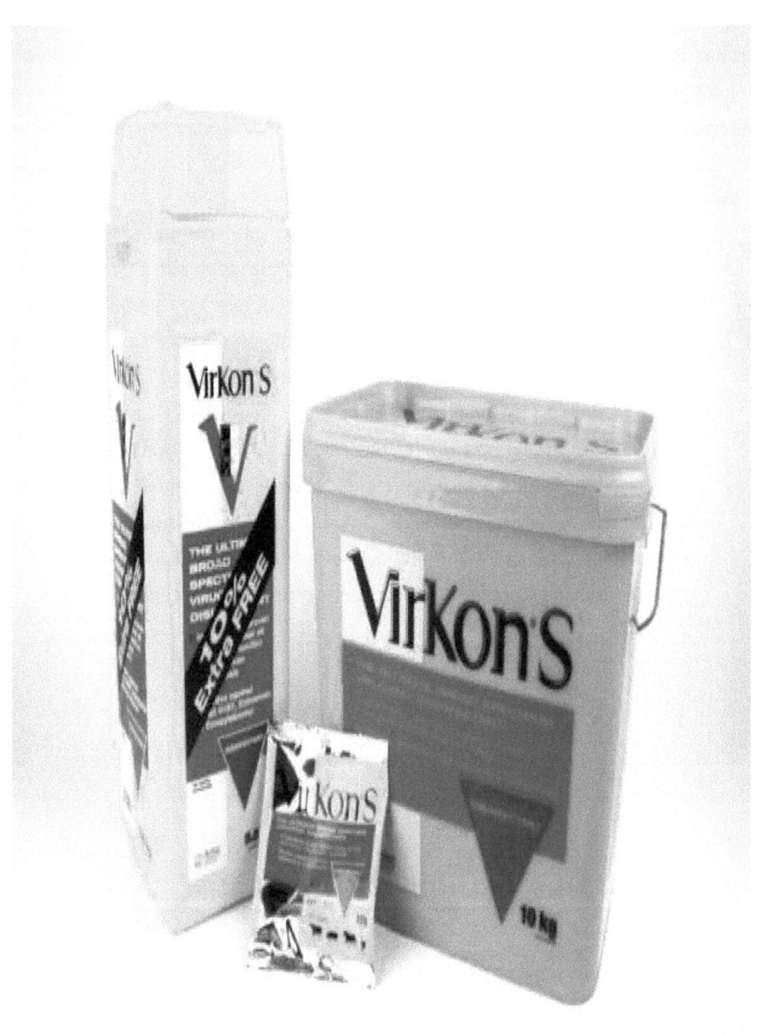

Farm Fluid S:

Está compuesto por una mezcla 100% activa de ácidos orgánicos, biocidas orgánicos y surfactantes. Se deben diluir 5 mL en un litro de agua. Específicamente desarrollado para su uso en toda clase de explotaciones pecuarias, incluso a niveles elevados de materia orgánica; en todas las temperaturas de trabajo y en cualquier tipo de agua, y totalmente efectivo contra bacterias, mycoplasmas, hongos y virus. Es económico en su uso ya que es muy efectivo diluido a concentraciones bajas y es biodegradable.

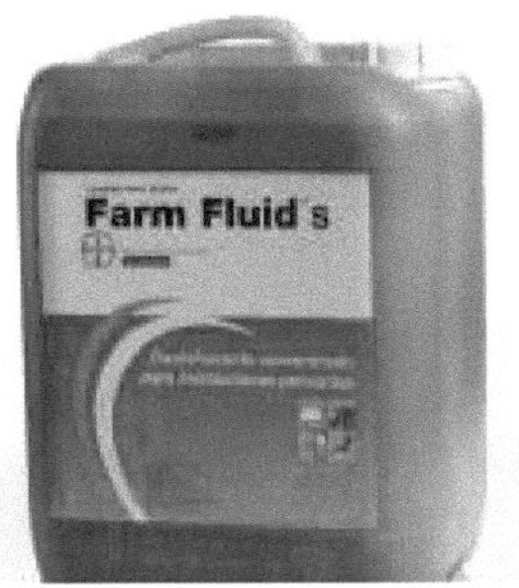

Ambicide:

Es un desinfectante de actividad biocida de amplio espectro, de gran persistencia y extensamente probado contra una amplia gama de virus, bacterias, mycoplasmas, esporas, hongos, no mancha y es de baja toxicidad. Es una mezcla de alquilamina terciaria y un amonio cuaternario de doble cadena, incluyendo un propulsor de espuma.Es específicamente desarrollado para propósitos y aplicaciones múltiples, incluyendo incubadoras y plantas de proceso de alimentos, útil para el control de patógenos presentes en superficie y en la atmósfera. Se puede aplicar en espuma, atomización, vaporización y es completamente biodegradable. La dilución de uso varía de 1:100 a 1:400, dependiendo de la carga microbiana presente, el desafío orgánico y el tipo de superficie.

Aquatabs:

Son tabletas potabilizadoras de agua con propiedades superiores a los cloros tradicionales, posee un magnífico efecto contra microorganismos patógenos como el *Vibrio cholerae, Escherichia coli, Giardia lamblia,* entre otros virus causantes de la hepatitis y aún algunos helmintos y larvas de insectos. Están compuestas por troclosén sódico más coadyuvantes. Puede aplicarse prácticamente a todo tipo de aguas, y dada su estabilidad, esta misma puede usarse en limpieza y desinfección, cuya dosis normal es 1 tableta de 500 mg para 150 litros de agua, pudiendo ser aplicada en todo tipo de recipientes de agua.

DSC 1000:

Detergente concentrado con acción biocida de amplio espectro, para uso en limpieza y desinfección de edificios, equipos y sistemas de suministro de agua, en una sola operación, extensamente probado contra bacterias, esporas y hongos. Está conformado por una mezcla altamente concentrada y científicamente balanceada de Isopropanol, Alquil dimetyl Benzyl cloruro de amonio, surfactante no-iónico para lograr máxima limpieza y óptima actividad biocida. Está específicamente desarrollado para su uso en toda clase de explotaciones pecuarias e industriales, eficaz en aguas blandas y duras y a toda temperatura de trabajo, con excelente poder de limpieza. No-corrosivo, conveniente para desinfectar todo tipo de superficies incluso madera, metal, plástico y vidrio. Es de baja toxicidad, conveniente para sanear sistemas de suministros de agua. No-irritante, puede usarse para el lavado de manos. Biodegradable. Se usa en disolución de 1:1000 para una máxima efectividad y economía.

Hyperox:

Desinfectante de uso pesado y amplio espectro, de gran persistencia y extensamente probado contra una amplia gama de virus, bacterias, esporas, mycoplasmas y hongos, no mancha y es de baja toxicidad. Es una mezcla de ácido peracético, agua oxigenada, ácido acético y surfactantes en una solución de agua estabilizada. Específicamente desarrollado para su uso en toda clase de edificios y actividades, eficaz en la presencia de desafío orgánico, en aguas duras y a bajas temperaturas de trabajo. Es completamente biodegradable. Se puede utilizar en dosis normal (1 parte de Hyperox en 200 de agua), en dosis desinfección rigurosa (1 parte de Hyperoz en 100 de agua) o en la desinfección de equipos de suministro de agua (1 parte de Hyperox en 500 de agua).

.

Desinsectación

Los insectos perjudiciales han sido un problema que ha tenido que afrontar el hombre desde épocas muy remotas, estos son capaces de trasmitir un sin número de enfermedades tanto a los humanos como a los animales (Hamed, 2006).

Las moscas, pueden transportar en sus patas microorganismos contaminantes de agua y alimento, desde distancias prolongadas. Pueden trasmitir enfermedades animal-animal por contacto directo, otros muy importantes son los mosquitos que además de sustraer sangre son capases de portar un gran número de gérmenes (Steven, 2005).

La lucha contra los insectos perjudiciales puede resumirse en correctas medidas de bioseguridad, por lo general comienza con la higiene de locales, áreas aledañas a los animales, pero lo más efectivo es la desinsectación. Muchos son los productos aplicables a insectos pero debe conocerse la especie de insecto a combatir y que producto emplear en cada caso (Poeres, 2003).

Las moscas son capaces de superar distancias de 3 km. por lo que también es conveniente la lucha contra ellas, especialmente en verano donde su número aumenta considerablemente. Hay que tener en cuenta que el sacrificio de los cerdos y los cadáveres atraen a las moscas las cuales actúan como vehículo de transmisión (Bioseguridad en Granjas y Transporte, 2002).

Además de las moscas existen otros insectos como los mosquitos, cucarachas, arañas, garrapatas y otros que pueden ser agentes biológicos y/o mecánicos de las enfermedades del cerdo (Desinsectación Porcina, 2003).

Existe una fuerte evidencia epidemiológica que incrimina a las moscas como vectores del virus de la fiebre porcina clásica. Las moscas adultas son reconocidas como transmisoras de organismos patógenos como protozoarios, bacterias, virus, Rikettsias y hongos.

Hay 4 especies de moscas que se reproducen en el estiércol, siendo la más importante la mosca casera y en un menor grado la mosca negra que se reproduce en la basura.

Las instalaciones que fueron despobladas deberán recibir tratamiento con insecticidas de poder residual antes de recibir a un nuevo grupo de cerdos.

Un insecticida de acción residual también ayuda a prevenir que la población de moscas se desarrolle rápidamente. (Medidas de bioseguridad en explotaciones porcinas VIII, 2004).

El uso combinado de Golfac WP 10® y Bayt® junto con larvicidas Baycidal WP 25®, aseguran un adecuado control de los insectos.

Desratización

Adace (2005) afirma sobre los roedores que son una de las peores plagas que afronta la humanidad, son animales de alta prolificidad y que destruyen y contaminan los alimentos, aguas y otros, son capaces de portar numerosas enfermedades y transmitirlas por lo que deben ser controlados sino erradicados.

Vargas (2005) plantea que un componente de gran importancia dentro de los programas de bioseguridad, es la desratización y esta debe garantizar que la mayor parte de la población de roedores sea eliminada y para ello podemos valernos de diferentes maneras, las más usadas son:

- Empleo de trampas.
- Uso de productos rodenticidas.
- Uso de enemigos naturales.

Las ratas son difíciles de controlar, evitarlas es mejor que remediar el daño que producen. Se debe realizar una inspección rutinaria en las instalaciones para observar la existencia de éstas (Medidas de bioseguridad en explotaciones porcinas, 2004).

Los roedores son inmunes a cualquier práctica de desinfección, por ello hay que realizar estrictos controles utilizando raticidas de reconocida eficacia (Cintora, 2002).

De estos roedores debemos conocer que:

- Se agrupan en colonias.
- Son polígamos.
- Consumen anualmente 11,5 kg de alimentos.
- Cavan agujeros de 1.25m de profundidad.

- Nadan hasta 800m en aguas abiertas.
- Bucean a través de cañerías.
- Sentido del tacto, gusto y olfato desarrollados.
- Saltan verticalmente 0.9 a 1m.
- Saltan horizontalmente 1.2m aproximadamente.
- Una rata defeca 1.25 kg/año aproximadamente.
- Una rata orina 9.5 L/año aproximadamente.
- Son reservorios y/o transmisores de más de 30 enfermedades.

Teniendo en cuenta lo anteriormente expuesto se debe realizar las siguientes acciones para eliminar las poblaciones de roedores.

- Tapar todo tipo de aberturas, cañerías y pasadizos.
- Buen control de excretas y basuras.
- Mantener las áreas de las naves y almacenes libres de malezas y escombros.
- Mantener actualizado el croquis de la ubicación de los cebos para reponer los rodenticidas.

El control químico es la medida más importante y se utilizan muchas sustancias de ellas serán mencionadas las de mayor interés y utilización y se dividen por su acción.

Anticoagulantes: Alteran el proceso de coagulación y causan hemorragias internas, y son utilizados la Warfarina al 1%, Coumetetrilo y la Difacinona.

Venenos fulminantes: Se utilizan para la eliminación rápida y en masa de la población de roedores. Los productos más utilizados son: Fosfuro de Zinc del 1 al 3% y Sulfato de Talio al 1%.

Otro producto que ha dado buen resultado en los últimos años y es producido en nuestro país es el Biorrat® que tiene una cepa de Salmonella atenuada que produce una infección generalizada en la población de roedores (Veitía, 2004).

Los métodos mecánicos y biológicos son los menos utilizados, ellos incluyen trampas y/o ratoneras, perros y gatos.

Disposición de residuos sólidos y las excretas

Los residuos sólidos generados por la actividad no deben estar expuestos al medio ambiente a fin de evitar los malos olores, la presencia de vectores y roedores y preservar el ambiente. Las excretas deben ser dispuestas en un estercolero, ubicado en un área alejada de los corrales evitando el acceso al área por parte de animales o de personas no autorizadas para su manejo. Se debe evitar su acumulación y su recolección o disposición sanitaria debe ser oportuna para evitar malos olores y la contaminación ambiental (Gutiérrez, 2001).

Desactivación de cadáveres

La desactivación sanitaria de los cadáveres constituye un problema en las explotaciones pecuarias, es por ello que se necesita de una correcta desactivación o eliminación de los cadáveres en la prevención de enfermedades infecto-contagiosas (Zoohigiene tropical I, 1986).

Existen diferentes métodos de desactivación de cadáveres:

- Enterramientos: Es el más antiguo y corriente. Los lugares para esta práctica deben estar alejados de las viviendas, caminos públicos, los pozos y los ríos, prestando atención para que no contamine el manto freático.
- Incineración: Tiene lugar una destrucción directa de los agentes etiológicos, es uno de los más seguros, pero muy costoso porque se debe reducir la materia orgánica totalmente a cenizas, con el gasto de combustibles y la contaminación del medio ambiente por la emisión de gases.
- Cafilería: Es la mejor forma de desactivación, por una parte asegura la esterilización y por otra se obtienen productos valiosos como harina de huesos, de carne, grasas y otros.

Higiene

Un factor de suma importancia es sin dudas la higiene y se considera como un puntal clave en el control y erradicación de las enfermedades dentro de la política del bienestar animal. La higiene de los animales comienza con la limpieza de los locales y áreas de crianza. Para que los cerdos tengan buena salud y puedan producir con resultados óptimos, es necesario efectuar una buena limpieza periódicamente (González, 2004).

Vigilancia Epizootiológica

- Panorámica de la Vigilancia a nivel mundial

En los dos últimos decenios, epidemias explosivas de enfermedades no identificadas y reemergentes han dado al mundo un toque de atención. Algunas han afectado al comercio y turismo internacionales, otras han conducido al sacrificio en masa de animales de corral y de granja. Algunas han superado la capacidad de los servicios de salud del país y desviado recursos de otras partes. Casi todas han causado miedo y pánico.

El brote destacó la necesidad de buenos sistemas de información sobre las enfermedades. La identificación precoz de la causa, seguida de la respuesta rápida, puede impedir que un pequeño brote pase a ser una gran epidemia.

En 1997, la gran mayoría de los países han tenido por lo menos un brote de enfermedades infecciosas. Varios han sufrido hasta ocho. Algunas de las enfermedades implicadas son viejos enemigos, como el cólera. Otras son menos corrientes, como la gripe aviar que afecta a los seres humanos por primera vez y un virus transmitido por cerdos.

Si no hubiera existido un sistema mundial de vigilancia de las enfermedades, los resultados podrían haber sido desastrosos. En definitiva, los sistemas nacionales de vigilancia deben ser suficientemente fuertes no sólo para proporcionar alerta constante y respuesta rápida a los brotes de enfermedades endémicas sino también para estar dispuestos a responder a un brote repentino e inesperado de una enfermedad conocida o desconocida.

Es precisamente en este año 1997, que mediante el Decreto Supremo N° 019 97 AG, se estableció la notificación obligatoria de enfermedades aviares, siendo por tanto necesario establecer oficialmente las enfermedades notificables para las demás especies animales, en concordancia con las directrices de la Oficina Internacional de Epizootias (OIE), por ser de vital importancia para el sistema de vigilancia epidemiológica nacional y un respaldo para el sistema de notificación de enfermedades a nivel internacional.

La puesta en práctica de la notificación obligatoria de las enfermedades contenidas en las Listas A y B de la OIE permitirían a mediano plazo, aperturar nuevos mercados de exportación de animales vivos y productos pecuarios apoyando de esta manera el desarrollo económico del país.

Sistema de vigilancia.

Definición

En los diccionarios corrientes suele definirse la vigilancia como cuidado atento, acción de velar. Diversas maneras se han adoptado para expresar el contenido y las formas de los sistemas de vigilancia, se considera como un proceso dinámico, en el que se tiene en cuenta la ecología del agente infeccioso, el hospedero, los reservorios y los vectores, así como los complejos mecanismos que intervienen en la propagación de la infección y la extensión de esta.

Consiste en la observación sistemática y permanente de la distribución y tendencia de la incidencia mediante la recolección sistemática, la consolidación y evaluación de informes de morbilidad y otros datos relevantes. Obliga a mantener un estado de alerta permanente para registrar, rastrear y evaluar no solo la ocurrencia de una enfermedad, sino su propagación en la población. Representa, por ende, todas las actividades que son necesarias para lograr los conocimientos en los que debe basarse una acción efectiva. Es así, un proceso dinámico en el cual deben considerarse la ecología del agente, el huésped, reservorios, vectores, el medio ambiente y los complejos mecanismos condicionantes del grado de propagación de la.enfermedad.

La vigilancia implica como requisito fundamental un carácter ininterrumpido, porque muchos factores hacen que las posibilidades de las desviaciones de la interacción del complejo salud-enfermedad operen en constante movimiento.

Por todo lo expuesto este sistema puede ser definido como: sistema dinámico que se utiliza para observar de cerca y en forma permanente, todos los aspectos de la conducta de la infección y la enfermedad y todos los factores que condicionan el fenómeno salud-enfermedad mediante la identificación de los hechos, la recolección, el análisis o la interpretación sistemática de los datos y la distribución de los resultados y la recomendaciones necesarios para una acción inmediata. En resumen es la observación continua de la morbilidad y mortalidad en sus distintas características y componentes.

La incorporación al sistema de los resultados de los estudios serológicos específicos en laboratorios de referencias y el monitoreo en lugares de concentración de ganado y predios de mayor riesgo, también proporcionan información muy valiosa para la vigilancia de la situación sanitaria.

Los sistemas de vigilancia siempre han estado vinculados al desarrollo de los programas de control de aquellas enfermedades cuya importancia ha sido determinante en la decisión de planificar acciones para combatirlas.

Casas y col (1988) señalan que los sistemas de vigilancia se han organizado para el control epidemiológico y de gestión de aquellas enfermedades sujetas a combate obligatorio, los que se aplican de forma universal y homogénea, sin tomar en cuenta las particularidades de la organización ganadera, y menos aun la problemática sanitario – productiva especifica de cada una de ellas.

En este sentido, Astudillo y col (1991), han planteado varios factores conducentes a modificaciones sustanciales en los sistemas de vigilancia y que se resumen en el nuevo enfoque socio – económico de la salud animal, los cambios estratégicos en la conducción de los programas de salud derivados del primero, los cambios en los modelos de atención veterinaria dirigidos al fortalecimiento del nivel local y el desarrollo tecnológico en el manejo de la información.

Cotrina (1994) ha señalado que las acciones de atención veterinaria, organizadas sistemáticamente en el ámbito local, han mostrado una alta capacidad para abordar los problemas prioritarios de la ganadería en ese espacio, jerarquizando sus causas y estableciendo las respuestas de mayor poder transformador, la atención veterinaria en el ámbito local se sustenta en criterios estratégicos de planificación y concibe la participación de la comunidad como un mecanismo imprescindible para la transformación del perfil de salud.

Así Astudillo (1991) al referirse a la atención veterinaria en el ámbito local dice que en el campo de la producción animal, la salud animal, por las implicaciones económicas y sociales que se supone, constituye un patrimonio de cada comunidad. De ahí que cualquier política de salud animal, representada en lo concreto por un conjunto de actividades destinadas a promover el estado de salud de los animales agrícolas, deba tener presente que su objetivo ha de ser la salud de los animales y no el combate de las enfermedades de los animales. (19)

Bases y requisitos para la organización operativa de un sistema de vigilancia.

Existen bases y requisitos para la organización operativa de un sistema de vigilancia epizootiológica. Debe ser un sistema adecuado de registros, con plena conciencia de las autoridades de salud, adecuada formación científica del personal de trabajo y la coordinación entre los principales grupos de epidemiología, atención medica, planificación y saneamiento ambiental. Para lograr el funcionamiento de un sistema integral de vigilancia hay que tener varios aspectos en cuenta, depende de las bases y requisitos antes expuestos (o sea es necesario que las acciones que desempeñan los hombres se efectúen en una forma adecuada, de manera que la interacción de unas y otras partes conduzcan a los efectos esperados. De ahí que la organización de un sistema de vigilancia consista en proveer y ordenar los medios adecuados al trabajo de un colectivo o grupos de trabajadores de salud, y por lo tanto esta organización estará expresada por la forma que adopte este colectivo de trabajadores para lograr el propósito común de prevenir y por ende controlar y liminar las enfermedades), los cuales a su vez dependen de la política de salud de cada país. (20)

En el proceso de organización a cada elemento se le define su tarea, se le asignan atribuciones y se le esclarecen las relaciones formales de jerarquía o mando. Todo esto conforma una determinada estructura que dependerá del enfoque que se de a la finalidad del sistema.

Es un criterio arraigado que para el cumplimiento de la parte operativa, es conveniente revisar los requisitos y los sitios con el fin de establecer un sistema de vigilancia, el tipo de información requerida, los problemas generales del sistema y los específicos de la recolección de la información, la bases operativas y la forma de evaluar el sistema.

Vías para la retroalimentación.

La retroalimentación puede llevarse a cabo mediante los siguientes instrumentos:

- Comunicaciones urgentes sobre diagnósticos de enfermedades priorizadas o Síndromes desconocidos, por vía telefónica o telegráfica.
- Informes semanales sobre enfermedades y resultados de laboratorio.
- Informes epidemiológicos mensuales acumulados.
- Informes anuales y quinquenales.

Objetivo de la vigilancia.

Son objetivos de la vigilancia el mantener actualizado el conocimiento de la conducta, de la estructura y de la dinámica económica – social de la producción ganadera, manteniendo una micro caracterización de la ganadería local, mantener un diagnostico situacional de diferentes problemas específicos (enfermedades), identificando de acuerdo al riesgo, las estructuras poblacionales en tiempo y espacio; Precisar criterios de riesgos, de endemicidad, de alarma, de aparición de problemas emergentes en el área geográfica atendida, así como establecer procedimientos sanitarios sincronizados con otras regiones en las cuales se tenga complementación ganadera; además de evaluar los efectos y las medidas sanitarias aplicadas.

En términos de método epidemiológico, podemos decir que el objetivo de la vigilancia es, en definitiva, la formulación de hipótesis que puedan generar como consecuencia medidas de control o las investigaciones necesarias para su verificación.

Vigilancia Epizootiológica y Epidemiológica.

La Epizootiología es una disciplina, la Vigilancia Epidemiológica es una actividad. Constituye por ello un servicio complementario de importancia primordial, cuyo objetivo es decidir o dar recomendaciones sobre bases objetivas acerca de las medidas a corto, mediano y largo plazo que sea preciso tomar, a fin de controlar o prevenir un problema de salud determinado.

Boffil y col (1997) señalan que la vigilancia epizootiológica y estudio de la distribución temporal y espacial de las enfermedades constituyen ejemplos de procedimientos sustentados sobre bases eminentemente científicas que permitan observar y analizar objetivamente la morbilidad, letalidad y focalidad en sus distintas expresiones.

El sistema para la vigilancia Epizootiológica está compuesto por dos subsistemas, uno dirigido al reconocimiento oportuno de los cambios en la situación zoosanitaria internacional para la adopción de medidas dirigidas a la protección de las fronteras contra la introducción de una enfermedad exótica.

El otro subsistema cuyo objetivo es detectar rápidamente cualquier modificación en los patrones de salud – enfermedad de las poblaciones animales en el territorio de un país

El primer subsistema forma parte de las actividades comprendidas en la primera barrera de defensa contra las enfermedades exóticas, para prevenir su introducción; y el segundo subsistema conjuntamente con los recursos humanos y materiales para el diagnostico, forman los elementos de la segunda barrera, prevista para detectar rápidamente la presencia de una enfermedad exótica si lograra rebasar la primera línea defensiva .

La vigilancia epidemiológica comprende la evaluación sistemática y continua de los cambios que se operan en el proceso de salud – enfermedad de las poblaciones animales, tratando ante todo de detectar a tiempo cualquier modificación del estado de salud y factores que influyen, generalmente en torno a enfermedades transmisibles, ya sean estas de carácter emergente o no, y que se hace posible mediante labores diarias en el campo, mataderos, laboratorios y clínicas .

Huestun y Walker en 1994 hacen recomendaciones detalladas de lo que sería un sistema ideal de vigilancia epidemiológica que involucre el control y monitoreo de los tres eslabones de la triada epizoótica: el agente, el huésped y el medio; y han introducido el concepto de macroepidemiología, como el estudio de todos los datos que configuran las características y determinantes de una enfermedad a escala nacional incluyendo los factores económicos, sociales y políticos.

La Organización Internacional de Epizoótias (OIE, 1997), ha incluido en el Código Zoosanitario un capítulo referido a la vigilancia epidemiológica y el control epidemiológico continuo donde se destaca que un sistema epidemiológico nacional debe incluir la vigilancia o el control epidemiológico de los agentes patógenos, la descripción de las características de la población huésped y la evaluación del medio ambiente, para lo cual se requiere de una infraestructura veterinaria eficaz. Estas recomendaciones van dirigidas a reforzar la capacidad de los servicios veterinarios para justificar informes sobre la situación zoosanitaria de cada país en relación con las actividades de evaluación de riesgos de introducción de enfermedades exóticas vinculados al comercio de animales, productos y subproductos de origen animal.

Sistemas de notificación.

Los sistemas de notificación son la red de información que sirve de base a la lucha y la prevención contra las enfermedades. Sin existir ese fundamento, es imposible saber dónde se está produciendo la enfermedad, medir los avances hacia las metas de lucha contra las enfermedades, vigilar la resistencia de los microbios a los medicamentos o proporcionar un sistema de advertencia precoz respecto a los brotes y la aparición de nuevas enfermedades. También se necesitan los datos de vigilancia para determinar dónde deben ir los recursos a fin de obtener la máxima eficacia en relación con el costo.

Actualmente están en curso esfuerzos para fortalecer los sistemas de vigilancia de las enfermedades mediante la formación epidemiológica y en el laboratorio y para ayudar a los países a establecer sistemas integrados de vigilancia. El objetivo es mejorar la capacidad de vigilancia mediante la agilización de las actividades y el establecimiento de buenos sistemas de notificación en los que se comparta y se utilice la información en los niveles nacional, regional y mundial. (27)

En el nivel mundial, la OMS ha establecido un equipo de información sobre las epidemias que vigila y verifica los informes sobre brotes aparecidos en cualquier parte del mundo y proporciona un equipo de respuesta, en donde es necesario. La OMS ha establecido también un sistema mundial de alerta que concede prioridad a la vigilancia de enfermedades. Los sistemas de advertencia precoz y la rápida intervención para contener un brote pueden ser muy eficaz en relación con el costo y además salvar vidas. (28)

Limitaciones de la notificación (según Fox, Hall y Elverback)

- ➢ Sin síntomas específicos
- ➢ Con síntomas específicos
- ➢ No solicita atención médica
- ➢ Solicita atención médica
- ➢ No se establece diagnóstico
- ➢ Se establece diagnóstico de sospecha
- ➢ No se confirma el diagnóstico
- ➢ Se confirma el diagnóstico
- ➢ Caso no notificado (olvido)
- ➢ Caso notificado

De lo expuesto surgen los elementos que son considerados por el sistema de vigilancia:

* **Casos:** referidos a enfermos, y en donde debemos reiterarlo, la cuestión de la calidad del diagnóstico es fundamental. Este elemento es, con seguridad, el más importante

Así, en muchas áreas es limitante la carencia de una apoyatura de laboratorio eficiente que apoye la investigación clínica local.

*** Muertos:** el registro de la mortalidad es en general de valor limitado a menos que la causa de la muerte pueda ser determinada con exactitud, por ejemplo por medio de autopsias. Sin embargo, en tanto los certificados de muertes son obligatorios constituyen una valiosa fuente de información.

*** Datos de Población:** fundamentales para la elaboración de tasas.

*** Laboratorio**: es parte muy importante de la vigilancia en tanto brinda información precisa.

*** Medio Ambiente:** en ocasiones los datos referentes a modificaciones en el ambiente son vitales para la predicción de brotes de enfermedades en las cuales estos aspectos juegan papel importante

Usos del sistema

Es una realidad que las fuentes locales de datos producen gran cantidad de información que, sin embargo no procesan ni transforman en acción. En igual forma, los niveles centrales (de conducción), abarrotados por la información procedente de los niveles locales (operativos) procesan proporcionalmente poco material que analizan escasamente y que, casi nunca vuelve al efector local para la generación oportuna de acciones. (29)

Desde esta realidad, pueden plantearse los usos que un sistema de vigilancia debería incluir:

a) Elaborar y/o reelaborar objetivos que orienten la formulación de programas de control.
b) Evaluar la eficiencia, eficacia y efectividad de los programas de control. Proveer información sobre necesidad u ociosidad de servicios.
c) Tener un mejor conocimiento sobre la historia natural de la enfermedad.
d) Estudiar las características de brotes y epidemias para establecer futuros mecanismos de prevención.
e) Definir grupos de mayor exposición al riesgo sobre los cuales concentrar las acciones de prevención y control.

Son múltiples los elementos que pueden ser considerados en la instrumentación de un sistema de vigilancia, como así también son numerosas las fuentes a las que es posible recurrir en búsqueda de información.

Limitaciones del uso de un sistema de vigilancia.

Una de las limitaciones está dada por la legislación desactualizada que impide introducir prácticas de vigilancia con fines de control adecuadas al avance del conocimiento médico. (30)

Por ejemplo, en Argentina la vigilancia y control de la triquinosis descansa en una actitud pasiva que requiere de la aparición de cerdos infectados diagnosticados post mortem mediante triquinoscopia o directamente, por la aparición de casos humanos; no siendo posible legalmente operar mediante encuestas serológicas con EIE o IFI en forma preventiva en criaderos.

 * **Investigación Epizootiológica**: Procedimiento para la obtención de información en forma activa sobre uno o varios casos de determinada enfermedad. Por ejemplo, intoxicaciones alimentarias.

* **Encuestas:** Procedimientos eventuales para obtener información de distribución de enfermedades.

Sistemas de vigilancia desde una perspectiva Cubana.

La República de Cuba, con un territorio de 114 524 Km² y 3500 Km de costas, comprende la isla de Cuba y más de 1600 cayos y cayuelos. Debido a esta configuración y estar a las puertas del Golfo de México, alrededor de ella y con la misma se realiza un intenso comercio internacional posibilitando que la isla se desarrolle económicamente, pero que a la vez el índice de vulnerabilidad y riesgo sea alto. Dado esto por el gran volumen de animales, subproductos y productos biológicos que son portadores de enfermedades transfronterizas que circulan alrededor del país.

Desde la constitución del IMV en 1967, las actividades de vigilancia se sustentaban en la recopilación de las incidencias sanitarias y actividades veterinarias que se reportaban al sistema de estadísticas, incluyendo las dirigidas al control de los principales programas de salud, tales como brucelosis y tuberculosis, los resultados del diagnóstico en laboratorios y del control sanitario en los mataderos, etc.

El uso de la cartografía Epizootiológica, informaciones que deben señalizarse en cinco mapas conocidos como murales en el nivel municipal, construidos a una escala de 1: 50000; estos son los de la infraestructura de la industria animal, el cual ubica, entre otras cosas, todos los centros de procesamientos de los animales o sus productos.

El mapa de las unidades productoras con sus áreas, el cual conforma el espacio productivo de la ganadería de un territorio; el de la densidad y movimiento del ganado vacuno, brindando este conocimiento de la densidad Poblacional una información importante para el enfoque de pronósticos de riesgos. Quedaron bien definidos los rangos para las especies bovina y porcina siendo representadas mediante diferentes tonalidades de color en el espacio ganadero de cada subcuadrante; los flujos característicos según la finalidad del movimiento fueron representados por saetas de diferentes colores. Por ultimo, el mapa de la base de sustentación de la ganadería contiene la información de las áreas dedicadas a pasto natural, artificial, etc.; así como elementos importantes sobre las áreas de matorral, bosque, aguadas, que sirven de elementos para relacionar o identificar muchas enfermedades naturales.

Una vez puesto en marcha el sistema en sus elementos esenciales, fue necesario adecuarlo y extenderlo a todo el país, atendiendo a las características de la organización del sistema veterinario cubano, la peculiaridad de la explotación animal y nuestra situación epizootiológica, para lo cual se crearon un grupo de indicadores e instrucciones de trabajo (35)

El sistema de vigilancia se instaura en todas las instancias del servicio veterinario según su estructura técnico – administrativa, desde el nivel de municipio, provincia y nación. Para esto fue necesario acometer un grupo de acciones organizativas entre las que se destacaron la selección de los mapas a escala para cada instancia administrativa (municipio, provincia y nación); la codificación de los territorios en cuadrantes geográficos; la identificación en las estructuras locales de todos los objetivos de interés veterinario; la estructura de un sistema de información desde la base hasta la nación, estableciéndose un parte diario.

Como perfeccionamiento del SIVE quedaron establecidos siete importantes bloques, donde se agrupan las enfermedades definidas a vigilar. La estrategia para actuar ante la sospecha o confirmación de las enfermedades enmarcadas en los bloques es igual a la diseñada por Cotrina en 1988. Es de destacar las ventajas de la incorporación al sistema de notificación obligatoria de enfermedades enzoóticas, no - solo las exóticas; utilizándose para ello la denuncia de las enfermedades enzoóticas con síntomas similares en la vigilancia de las que no están presentes en el país.

El bloque 1 relacionado con la sospecha de enfermedades exóticas.

El segundo bloque comprende el complejo de enfermedades semejantes a las vesiculares, permitiendo diferenciar si ha ocurrido introducción de Fiebre Aftosa u otra enfermedad vesicular exótica; este se basa en la vigilancia de las entidades IBR, Ectima Contagioso y Mamilitis Ulcerativa.

El bloque 3 constituido por las enfermedades rojas del cerdo, el cual permite diferenciar la posibilidad de ocurrencia de introducción de la Peste Porcina Africana basado fundamentalmente en la vigilancia sobre la Erisipela, Salmonelosis, Cólera, Streptococosis y la Pasteurelosis.

Motivado por la deficiente alimentación, la necesidad de incorporar nuevos subproductos a la nutrición de la ganadería y la aparición frecuente de transgresiones alimentarias se crea el bloque 4, el cual se encarga de recoger la información de cualquier mortalidad masiva de causa desconocida o cualquier enfermedad de morbilidad y mortalidad por encima de los parámetros considerados como normales. Se incluyen además en este grupo con gran prioridad las intoxicaciones.

Así mismo, la carencia de algún medicamento y vacunas especificas, el deterioro en el saneamiento ambiental, unido a la insuficiente alimentación ha propiciado que reemergieran algunas enfermedades que tenían hace años un estricto control, lo cual motivo agrupar para mantener actualizadas a las áreas de salud del Ministerio de Salud Publica (MINSAP) sobre la focalidad de enfermedades de etiología común a los animales y el hombre (zoonosis), conformándose el bloque 5 con las entidades Encefalomiocarditis, , Listeriosis, Fasciolosis, Toxoplasmosis, Rabia, Brucelosis Bovina y Porcina, Leptospirosis animal y Cisticercosis bovina.

La necesaria vinculación con las instituciones de salud pública en lo concerniente a la vigilancia de las zoonosis ha sido destacada por numerosos autores.

El bloque 6 incluye a un grupo de enfermedades que en su gran mayoría están sometidas a programas de lucha por su importancia y cuyos agentes etiológicos están presentes, indicando la sospecha o confirmación de ellas una falla en el programa de control establecido; así mismo se han ido incorporando en este grupo aquellas que en un momento eran exóticas para Cuba y hoy cursan de forma enzoótica en algunos territorios.

Enfermedades de gran impacto en distintas especies de animales.

Enfermedades	Especies afectadas	Vías de propagacióanimal esn
Fiebre Aftosa	Todos los animales de pezuña hendida.	Animales enfermos Animales portadores Alimentos, Agua, Objetos contaminados. Productos de origen animal Transportes Vectores y Eólico
Estomatitis Vesicular	Bovinos Porcinos y Equinos	Vectores (Insectos picadores) Eólico Flebostomas
Estomatitis Vesicular del Cerdo	Porcinos	Contacto directo Contacto indirecto Animales enfermos Vectores (Insectos) Productos cárnicos
Peste Bovina	Bovinos y Porcinos	Contacto directo Contacto indirecto Eólico Animales enfermos Heces fecales Orina

		Inhalaciones
Peste de los Pequeños Rumiantes	Ovinos - Caprinos	Animales enfermos Traslados Heces fecales Contacto directo Inhalaciones Vehículos
Pleuroneumonía Contagiosa Bovina	Bovinos, Búfalos y Yaks	Animales enfermos Contacto indirecto Contacto directo Inhalaciones
Dermatosis Nodular Contagiosa	Bovinos	Animales enfermos Vectores Contacto indirecto
Fiebre del Valle del Rift	Ovinos - Caprinos, Bovinos, Búfalos, Camellos y Hombre.	Contacto indirecto Contacto directo Vectores (Insectos picadores) Aerosoles
Lengua Azul	Ovinos - Caprinos, Bovinos, Búfalos, Venados y Antílopes	Animales enfermos Vectores (Insectos hematófagos).
Peste Equina	Caballos, mulos y burros menos susceptibles.	Animales enfermos
Peste Porcina Africana	Cerdos	Animales enfermos Secreciones Excreciones Carnes Sangres Productos biológicos Inhalaciones Garrapatas Animales portadores
Influenza Aviar	Gallos, Pavos y ocasionalmente Patos y Gansos.	Contacto indirecto Contacto directo Vectores Vehículos
Newastle	Aves	Contacto indirecto Contacto directo Vectores Vehículos

Otras enfermedades importantes que pueden afectar la Isla de Cuba

Enfermedades	Especies susceptibles	Vías de propagación
Antrax	Casi todas las especies incluyendo al hombre.	Contacto indirecto Contacto directo Alimentos Carnes Transportes Equipos Instrumentos
Enfermedad Viral del Conejo	Conejos	Contacto indirecto Contacto directo Transportes Vectores Eólico
Síndrome Disgénesico Respiratorio	Cerdos	Contacto directo Eólico Vehículos
Encefalopatía Espongiforme Bovina	Bovinos	Piensos que contengan carnes
Encefalitis Equina Oeste	Equinos, Mulos, Asnos, Aves y hombre	Vectores (artrópodos)
Encefalitis San Luis	Aves y hombre	Vectores (mosquitos)
Nosemiasis	Abejas	Heces fecales Elementos de las colmenas
Encefalitis Japonesa	Cerdos, equinos y asnos	Mosquitos
Fiebre del Nilo Occidental	Equinos, cerdos, humanos	Aves y mosquitos

Causas de muerte en la producción porcina

Las muertes que ocurren en la producción porcina son causadas por distintos factores, sea cual sea el origen, estas muertes ocasionan muchas pérdidas económicas a nivel mundial por lo cual se hace importante conocer sus orígenes y establecer medidas para reducir las incidencias al mínimo.

Principales enfermedades infecciosas y parasitarias que pueden afectar las producciones porcinas

Enfermedades septicémicas y hemorrágicas

Peste Porcina Africana (PPA)

Historia

La peste porcina africana (PPA) es una enfermedad de origen viral, descubierta por primera vez en Kenia en 1910. En el año 1957, el virus se detectó por primera vez en el continente europeo, en Portugal, de donde pasó a España en 1960, haciéndose presente la enfermedad de manera constante en toda la cabaña porcina de la península ibérica (enzoótica). Esto provocó graves daños económicos, derivados tanto de los cerdos enfermos como por la prohibición de exportar cerdos o productos derivados y la necesidad de sacrificar los cerdos en las zonas afectadas por brotes de la infección. Entre 1960 y 1970, la PPA también apareció en otros países europeos como Italia, Francia, Holanda y Bélgica. En 1971, el virus se propagó al continente americano, detectándose brotes en Cuba, Brasil, Haití y República Dominicana. Aún hoy la PPA es enzoótica en algunos países del África subsahariana y en Cerdeña, considerándose erradicada de los demás países y zonas mencionados (Salas, 2010).

Definición

"La Peste porcina africana es una de las enfermedades más complejas de cuantas afectan a los animales domésticos" (Arias *et al.,* 2008). Es una enfermedad viral, de presentación aguda, sub-aguda y crónica, con una diversidad de signos similares a los presentados por el cólera porcino (Gómez, 2008).

La Peste Porcina Africana es una enfermedad viral de los suinos domésticos, altamente contagiosa, y generalmente de curso agudo, que se caracteriza por fiebre, marcada cianosis en áreas dérmicas y pronunciadas hemorragias de los órganos internos, particularmente de los ganglios linfáticos, riñón y mucosa gastrointestinal. Frecuentemente la mortalidad llega a ser del 100% al inicio de las epizootias. Las formas crónicas y de baja virulencia de PPA, con signos menos definidos y una mortalidad mucho más baja, pueden predominar actualmente, aun en brotes iniciales (VET-UY, 2004).

Etiología

Se consideraba como el agente causal de la peste porcina africana a un virus DNA de 175-215 mm de diámetro, perteneciente a la familia *Iridoviridae* sensible a los solventes de los lípidos y a los desinfectantes ortofenilfenólicos, pero resistente a los ácidos fuertes y a los álcalis (VET-UY, 2004).

Según Gregory (2010) el virus de la peste porcina africana es un virus de gran tamaño con morfología icosaédrica que causa una grave enfermedad en el cerdo doméstico. Morfológicamente, el virus es muy similar a los *Iridovirus* que infectan a vertebrados, e inicialmente fue considerado como un miembro dedicha familia. Sin embargo, su estructura genómica, así como otras características bioquímicas son similares a las de los *Poxvirus*. En base a esto, actualmente el virus de la peste porcina africana se considera como el único miembro de una nueva familia denominada *Asfarviridae*. Arias *et al.* (2008) también afirma que es producida por un virus ADN clasificado en la familia *Asfarviridae*.

Animales susceptibles

Pastor y Arias (1999) señalan que "los cerdos domésticos y salvajes son las únicas especies susceptibles. Los humanos no son afectados". Cerdos domésticos y jabalís europeos (*Sus scrofa*), facoquero (*Phacochoeros aethiopicus*), el cerdo africano rojo del río (*Potamochoerus porcus*) y posiblemente el cerdo africano gigante del bosque (*Hylochoerus meinertzhageni*); así como los pecaries o jabalís americanos (*Tayassu tajacu*).

Los cerdos africanos son susceptibles a la infección pero no muestran signos clínicos (estado de portador), por lo que juegan un papel de reservorio, al igual que los cerdos domésticos de las zonas endémicas (Gómez, 2008).

Transmisión

Según Escribano (1992) las formas de transmisión son las siguientes:

- Transmisión directa: contacto entre animales enfermos y sanos.
- Transmisión indirecta: alimentación con desechos que contienen carne infectada, vectores biológicos (garrapatas del género *Ornithodorus*) y materiales contaminados (locales, vehículos, artefactos, ropa).

Fuentes de virus

Según Anónimo (2002) las fuentes de virus son:

- Sangre, tejidos, secreciones y excreciones de animales enfermos y muertos.
- Existe un estado portador, en particular en el cerdo salvaje africano, y en los porcinos domésticos de las zonas enzoóticas.
- Garrapatas del género *Ornithodorus*.

Síntomas

Entre los signos más comunes se encuentran anorexia, fiebre, temblores musculares, postración constipación intestinal que alterna con periodos de diarrea, secreción mucopurulenta en los ojos y eritema en la piel. En las fases finales de la enfermedad pueden presentarse trastornos nerviosos, parálisis y por último la muerte (Gómez, 2008).

Según Salas (2010) se presenta también leucopenia y trombocitopenia, color rojo en cerdos blancos, apatía, cianosis, aceleración del pulso y de la respiración, algunos vómitos, muerte en la semana, pueden producirse abortos en las hembras preñadas, los supervivientes son portadores del virus de por vida, en el cerdo doméstico el índice de mortalidad suele aproximarse al 100%.

Lesiones anatomopatológicas

Son bastante semejantes a las del Cólera porcino, excepto que pueden ser más severas. Se encuentran hemorragias en el epicardio y en el endocardio.

Los ganglios linfáticos pueden estar hemorrágicos. El agrandamiento del bazo es frecuente en la peste porcina africana clásica, los infartos son comunes en el cólera porcino pero poco frecuente en la peste porcina africana.

Ocasionalmente se observan hemorragias petequiales en los riñones y vejiga urinaria. Así como la peste porcina africana ha llegado a ser enzoótica en España y Portugal, los signos y lesiones de una gran proporción de animales han disminuido en severidad y se asemejan más a los del cólera porcino (Gregory, 2010).

Diagnóstico

Según VET-UY (2004) los signos y lesiones de la enfermedad pueden o no sugerirnos la presencia de PPA. Lesiones severas bien delimitadas, especialmente en cerdos que hayan sido previamente vacunados contra cólera porcino, pueden conducir a un diagnóstico presuntivo.

Muestras para confirmación de laboratorio: Para el aislamiento del virus se deberán escoger los órganos que contengan altas concentraciones de virus con sangre, bazo, pulmón, y ganglios linfáticos incluidos: mandibular, parotídeo, suprafaríngeo, inguinal externo, gastro-hepático y mesentéricos enviándolos al laboratorio preferiblemente en hielo seco. Cuando se sospeche peste porcina clásica crónica, se obtendrá suero de suinos que han estado infectados por largo tiempo y se enviará congelado. Se puede usar hielo común cuando se requieran menos de 48 horas para su transporte (Salas, 2010).

Confirmación de laboratorio: La peste porcina africana puede ser diagnosticada en el laboratorio por:

a) Inoculación de material sospechoso en cultivos celulares y, en cerdos inmunes y susceptibles al cólera porcino;

b) Demostración de la reacción de hemoadsorción en cultivos de leucocitos; inoculados con sangre o suspensiones de tejidos de bazo del cerdo sospechoso.

c) Suero pareado de los animales sospechosos, que han vivido por más tiempo, el cual puede ser examinado por medio de las pruebas de AGDP inmunoelectrosmoforesis (IEOP). En todo caso estas pruebas serológicas necesitan usar antígenos especialmente preparados en cultivos celulares y un suero inmune conocido de peste porcina africana. La técnica de anticuerpo fluorescente (AF) para examinar hígado, bazo, otras secciones de tejido congelado, frotis y cultivos celulares infectados, es también un método confiable para detectar la peste porcina africana (Arias *et al.,* 2008).

Diagnóstico diferencial: Se deberá diferenciar del cólera porcino, erisipela y salmonelosis. Se procederá e muestrear especímenes apropiados para cada una de las enfermedades sospechosas (Escribano, 1992).

Medidas Preventivas y de control

No existen ni vacunas ni tratamientos contra la PPA y debido a su rápida diseminación a través de materiales contaminados, por lo que el control se limita a la restricción de la movilización de cerdos y sus productos de países afectados (Gómez, 2008).

La Unión Europea establece medidas de prevención y lucha en caso de presencia, efectiva o presunta, de un brote de peste porcina africana. Dichas disposiciones incluyen medidas de información, de prevención y de erradicación de la enfermedad (Méndez, 2008).

Profilaxis sanitaria según Anónimo (2002):

Países libres de la enfermedad:

- Política de importación prudente para los animales y productos de origen animal.
- Eliminación apropiada de los desechos alimenticios de las aeronaves o los buques procedentes de países infectados.
- Esterilización eficiente de la basura.

Focos:

- Es esencial proceder rápidamente al sacrificio de todos los porcinos y a la destrucción apropiada de los cadáveres y las camas.
- Limpieza y desinfección a fondo.
- Identificación de la zona infectada y control de los desplazamientos de porcinos.
- Investigación epidemiológica detallada, con rastreo de las fuentes posibles y de las posibilidades de propagación de la infección.

- Vigilancia de la zona infectada y región circundante.

Países infectados:

- Evitar el contacto entre porcinos y garrapatas vectores (África).

Peste Porcina Clásica (PPC)

Historia y distribución

La fiebre porcina o cólera porcino, fue descrita por vez primera en Ohio (EEUU) a principios del siglo XIX, apareciendo luego en Europa en 1862 y, en España en 1875. Hoy en día está ampliamente distribuida en los cinco continentes, y supone en este momento una importante amenaza para el sistema productivo europeo, donde desde 1990, se vienen produciendo brotes en diferentes países como Bélgica, Holanda, Francia, Italia, y Alemania. Según la información sanitaria de la Organización Mundial de Sanidad Animal (OIE), la peste porcina clásica ha sido declarada entre 1997 y hasta 2004 en: Alemania (1997 al 2004), Argentina (1999), Austria (1997 y 2001), Bélgica (1997), Bolivia (1999), Brasil (2001), Bulgaria (1997), Colombia (2003), Corea (1999), Croacia (1997, 1999 y 2002), El Salvador (2001), España (1998 y 2002), Eslovaquia (2001 y 2003), Francia (2003), Haití (1996), Italia (1999, 2001 y 2003), Luxemburgo (2003), Malasia (1997), Mauricio (2002), Moldavia (1998 y 2002), Países Bajos (1997 y 1998), Reino Unido (2000), República Checa (1997), Suiza (1999), Ucrania (2001), Venezuela (2000). Todo esto hace que la PPC sea en la actualidad uno de los grandes problemas sanitarios a nivel mundial, convirtiéndola en una enfermedad de declaración obligatoria (Anónimo, 2006).

Definición

La peste porcina clásica es una de las principales enfermedades víricas que afecta al ganado porcino, tanto doméstico como salvaje, se caracteriza por lesiones de carácter hemorrágico y de curso generalmente fatal en las formas agudas (Orantes, 2007).

Etiología

La peste porcina clásica está producida por un virus perteneciente al género *Pestivirus* y familia *Flaviviridae*. La partícula vírica presenta un diámetro de entre 40 a 50nm con envoltura, la cápside tiene forma icosaédrica. Su genoma viral está formado por una molécula de RNA de banda simple y polaridad positiva que presenta una longitud de 12,284 nucleótidos (Thiel, 2008 y Pasick, 2006).

El virus de la peste porcina clásica se encuentra estrechamente relacionado, tanto antigénica como genéticamente con otros dos virus integrantes del mismo género

Pestivirus, el virus de la diarrea vírica bovina y el de la enfermedad de Border (Sánchez, 2000).

Formas de transmisión y fuentes de infección

El modo más común de transmisión es por contacto directo entre cerdos sanos y aquellos infectados con el virus de la peste porcina. El virus se excreta en la saliva, secreciones nasales, orina y heces. La enfermedad se puede propagar por contacto con vehículos, corrales, piensos o ropa contaminados. Los animales que son portadores crónicos de la enfermedad (infección persistente) no presentan necesariamente signos clínicos de la enfermedad, pero puede excretar el virus en las heces. La descendencia de las cerdas infectadas puede adquirir la infección en el útero y excretar el virus durante meses (Pejsak, 2007).

El virus de la peste porcina puede sobrevivir durante meses en el cerdo y en los productos elaborados a base de cerdo si la carne se almacena refrigerada y durante años si la carne está congelada. Los cerdos pueden ser infectados por consumo de carne o productos porcinos infectados. Se ha demostrado que en partes de Europa la población de jabalíes puede desempeñar un papel en la epidemiología de la enfermedad (Thiel, 2008).

Síntomas

La enfermedad tiene formas agudas y crónicas y puede ser grave, con una alta mortalidad, o leve, incluso inaparente. En la forma aguda de la enfermedad, en todos los grupos de edad, hay fiebre, acurrucamiento, pérdida de apetito, apatía, debilidad, conjuntivitis, estreñimiento seguido de diarrea, y andadura irregular. Varios días después del inicio de los signos clínicos, las orejas, el abdomen y la cara interna de las extremidades pueden presentan una decoloración púrpura. Los animales con la enfermedad aguda mueren en un plazo de 1-2 semanas. Casos graves de la enfermedad son muy similares a los de la peste porcina africana. Con cepas de baja virulencia, la única expresión puede ser una disminución de la tasa de reproducción y el nacimiento de lechones con defectos neurológicos, tales como el temblor congénito (Pejsak, 2007).

Las primeras fases de la enfermedad se caracterizan por fiebre alta (hasta 42°C), disminución del apetito y abatimiento general. El cuadro hemático presenta leucopenia y trombocitopenia que se mantendrán hasta la muerte del animal. Este cuadro inicial es seguido de temblores y hacinamiento (cuando están en libertad), posteriormente aparecerán descargas conjuntivales e hiperemia cutánea que afecta, fundamentalmente, a orejas y bajo vientre. El animal, si camina, presenta un modo de andar ondulante con cruzamiento de las patas posteriores (Sánchez, 2000).

Lesiones anatomopatológicas

Anónimo (2000) plantea que las lesiones que produce el cólera porcino son las que se mencionan a continuación:

- Forma sobreaguda o hiperaguda: lesiones inespecíficas, congestión de pulmones, hígado y tracto gastrointestinal.
- Forma aguda: petequias en órganos (riñones, vejiga urinaria, ganglios linfáticos, bazo, laringe, etc.), infecciones bacterianas secundarias.
- Forma subaguda: lesiones similares a las de la forma aguda. Son características las úlceras botonosas o botones pestosos en intestino, áreas de necrosis circulares y concéntricas muy bien delimitadas, de unos pocos milímetros a varios centímetros de diámetro.
- Forma crónica: enteritis difteroide difusa, úlceras botonosas en ciego e intestino grueso.
- Forma transplacentaria: lechones nacidos muertos o débiles, momificaciones y malformaciones fetales, infección congénita persistente en lechones que sobreviven, convirtiéndose en portadores.

Diagnóstico

De acuerdo a Lund (1996) se realiza:

➢ Clínico:

Cuadro hemorrágico generalizado. Existen formas más solapadas o poco aparentes, y la sintomatología y lesiones pueden confundirse con las de otras enfermedades del cerdo.

➢ Laboratorio:

El diagnóstico de laboratorio es imprescindible debido a la gran variedad de síntomas y lesiones que puede presentar la enfermedad y que pueden confundirse con otras enfermedades hemorrágicas del cerdo:

- Análisis virológicos: detección del virus, sus antígenos o el ácido nucleico del virus.
- Análisis serológicos: detección de los anticuerpos que produce el cuerpo del animal infectado frente al virus. Es de gran utilidad para comprobar la presencia o no de zonas libres y no vacunadas.

Medidas de prevención y control

La peste porcina clásica es una enfermedad inscrita en la lista de la OIE y es de declaración obligatoria. Actualmente no hay tratamiento. En las áreas donde la enfermedad es endémica, la vacunación puede prevenir la propagación de la enfermedad. En la medida en que la enfermedad esté bajo control, se puede cesar la vacunación pero se mantendrá una vigilancia continua. En las zonas libres de la enfermedad, se aplica una política de *stamping out* que consiste en la detección temprana, el control del movimiento, la eliminación adecuada de los cadáveres y la limpieza y desinfección. Esta política ha permitido eliminar la peste porcina clásica de Norteamérica y de gran parte de Europa Occidental (Pejsak, 2007).

Muchos son los métodos que se han utilizado para inmunizar frente al virus de la peste porcina clásica desde primeros de siglo, desde la serovacunación a diferentes tipos de vacunas vivas e inactivadas han sido utilizados para combatir esta enfermedad en varios países durante las últimas décadas, la utilización de las vacunas vivas atenuadas permitieron la eliminación de la enfermedad de los países de la actual unión europea entre los años 1970 y 1980. En la actualidad, las vacunas más utilizadas en diferentes programas de erradicación de la enfermedad son las vacunas vivas atenuadas, provenientes de las conocidas como CEPA "CHINA" y/o CEPA "THINVERVAL" (Lucas, 2002).

Erisipela porcina

Historia

En 1878, Koch aisló un microorganismo del ratón, el cual en 1881 se comprobó que era similar al de la erisipela porcina. En 1885 se presenta la primera descripción de la enfermedad en el cerdo. La bacteria productora de la enfermedad se encuentra distribuida en todos los continentes.

 En Cuba se presenta con incidencia moderada sobre todo en centros de ceba o mataderos cuando se violan las normas de control establecidas y el régimen de inmunoprofiláxis. En 1987 se produjeron 14 focos con una mortalidad general de alrededor de 200 animales.

Definición

Enfermedad infecto-contagiosa que afecta fundamentalmente a los cerdos de los cebaderos que se presenta en las formas agudas, subagudas y crónicas. En la forma aguda o septicémica uno o más cerdos mueren repentinamente, otros enferman y mueren en poco tiempo. Muchas otras especies animales pueden ser también afectadas incluyendo al hombre y es producida por una bacteria.

Etiología

El agente etiológico es una bacteria conocida como *Erysipelothrix rhusiopathiae* (E. insidiosa), es muy fina, inmóvil de 1-5 micras de largo, es Gram positiva y se puede cultivar en medios ordinarios como el agar sangre, formando colonias incoloras parecidas a gotas de rocío con bordes lisos. Se inactiva a 70°C durante 5 minutos, las carnes deben cocerse correctamente por lo menos 2 horas para destruir al agente; en medios putrefactos resiste 4 meses y es muy resistente a la salmuera y salazón. Es sensible a la sosa cáustica (2%), cloruro de calcio (1%), creolina, fenol y lisol. La bacteria erisipelósica presenta una estructura antigénica con distintos sero-grupos A, B, C, E, F y N y últimamente los aislamientos y clasificaciones de los serotipos han llegado a 22, identificándose con números arábigos aunque los más patógenos son el 1 y 2.

Transmisión y patogenia

Las bacterias penetran generalmente por la vía oral y asientan en el anillo nasofaríngeo, llegando a la sangre por esta vía o a través del intestino. Una vez en la sangre producen una septicemia y con la liberación de toxinas hay lesiones en las paredes vasculares produciéndose las hemorragias en diferentes órganos y tejidos. Por otra parte hay asentamiento de las toxinas en la piel provocando las lesiones cutáneas características.

El cerdo de cualquier categoría puede padecer la erisipela pero son más susceptibles los cerdos de 3–12 meses. Otros animales pueden enfermarse como son ratón, caballo, cordero, cabras, peces, aves, incluso el hombre. Los cerdos en las primeras etapas de vida parecen tener cierta resistencia a la enfermedad que puede ser producida por la inmunidad adquirida de la madre a través del calostro. Determinados factores predisponen a la enfermedad, entre ellos el poliparasitismo, estrés por traslado, cambios bruscos de temperatura, poca higiene, mala alimentación, etc. Las fuentes de infección son los animales enfermos, los portadores asintomáticos, los cadáveres, así como todos los objetos y alimentos contaminados con las secreciones y excreciones de los enfermos o portadores.

Las vías de transmisión están dadas fundamentalmente por el contacto directo con los enfermos o portadores, la vía oral (alimentos y agua contaminada), las camas, carnes frescas y derivados.

El curso de la enfermedad puede ser sobreagudo (muy poco frecuente) agudo, sub-agudo o crónico también la enfermedad puede tener un curso sub- clínico.

Los vectores, roedores, moscas, etc., representan un papel importante en la propagación de la enfermedad.

Síntomas

El período de incubación es muy corto, normalmente está dentro de 1 semana y a veces se acorta a 24 horas en dependencia de la vía de penetración. El curso clínico varía en correspondencia con la forma.

> ➢ Forma aguda.

Se presenta con la muerte de varios animales, los animales enfermos muestran fiebre de 40-41ºC, postración, al caminar lo hacen adoloridos, irregularidades en la marcha, cojeras, los afectados se apartan de la piara, presentan rigidez ligera.

Se puede presentar artritis serosa.

La mayoría de los enfermos presentan anorexia y vómitos y las heces pueden ser secas y duras o diarreicas con presencia de sangre.

Al segundo o tercer día se presentan lesiones cutáneas (urticaria o piel de diamantina) generalmente son áreas enrojecidas prominentes en la piel de tipo romboidal. En la forma subaguda los síntomas son los mismos que en la forma aguda, pero la duración de la enfermedad es mayor y con una ligera tendencia a la forma crónica.

> La forma crónica.

A medida que cursa la enfermedad se van transformando las áreas romboidales en zonas costrosas y necróticas en la piel pudiendo desprenderse algunas porciones de la piel, orejas, rabo y patas. Además, son característico las artritis de tipo fibrinosa y trastornos cardíacos, además de las dificultades para ganar peso, cojeras, etcétera.

Lesiones anatomopatológicas

Lo más característico en la forma aguda es la hemorragia generalizada en todos los órganos y ganglios linfáticos, la tumefacción aguda del bazo aumentando grandemente de tamaño (esplenitis hiperémica), en el riñón se observan petequias corticales y congestión medular. Los pulmones están congestionados y con edema. La hiperemia de la membrana sinovial y rugosidad de los bordes articulares con exudado de tipo fibrinoso, se presenta sobre todo en la forma crónica, donde también está presente las lesiones vegetativas en el corazón (endocarditis verrucosa).

Diagnóstico

Se debe hacer una buena anamnesis epizoótica conociendo la situación de la enfermedad, las medidas de inmunoprofiláxis.

El diagnóstico clínico se basa en las fundamentales manifestaciones clínicas unido a las lesiones más evidentes, para el diagnóstico preventivo.

El diagnóstico bacteriológico es definitivo al aislar el germen *E. rhusiopatehae*. Este aislamiento puede hacerse de la sangre o de las lesiones. También puede el microorganismo ser directamente teñido con la coloración de Gram de la sangre durante la fase septicémica o de las lesiones. En el campo es común confirmar la presencia de la enfermedad, cuando se sospecha, aplicando el tratamiento indicado a todos los animales con síntomas y febriles, de ser la enfermedad habrá una notable mejoría en las próximas

12 a 24 horas. Puede realizarse investigaciones serológicas sobre todo en los cursos crónicos mediante agar gel difusión o la inmunoelectroforesis. Se puede reproducir la enfermedad en animales no vacunados. Deberá diferenciarse del cólera porcino la cual no responde al tratamiento con antibióticos y son frecuentes los trastornos nerviosos.

Medidas Preventivas y de control

La profilaxis juega un papel preponderante en la prevención de la enfermedad, utilizándose una bacterina absorbida en hidróxido de aluminio que se pone a las cochinatas por vía subcutánea en la dosis de 5mL a los 100 días y la otra dosis de 10-14 días después. También se inmuniza a los animales a la entrada al cebadero a los 96 días. El control de los movimientos de animales; evitar los factores predisponentes de la enfermedad, así como realizar el traslado adecuado de los cerdos hasta el matadero.

En los lugares donde está presente la enfermedad se deben separar los animales enfermos de los sanos y aplicar tratamiento a toda la masa con penicilina de 22.000 UI/kg de peso vivo, la revacunación y la estricta cuarentena evitando la entrada y salida de animales en el foco, la buena disposición de cadáveres, líquidos residuales y residuales sólidos. Es importante la desinfección diaria con cloruro de cal al 10% de cloro activo, solución de formaldehído al 5 % o solución de sosa cáustica al 2%.

Estreptococosis

Historia

Las infecciones por diversas especies de Streptotoccus están relacionadas con septicemia, artritis (enfermedad de las articulaciones) y meningitis en lechones lactantes. En muchos de los casos producidos en Gran Bretaña la enfermedad está relacionada con *Streptococcus suis* Tipo I (grupo Lance-field D, subgrupo S). Síndromes similares en cerdos recientemente destetados y de engorda, están relacionados con *S. suis* Tipo II (grupo Lancefíeld D, subgrupo R).

Hasta el momento se ha descrito un total de 8 serotipos diferentes de *S. suis.*

A partir de casos de endocarditis, artritis, neumonía y en lechones abortados se han aislado otros estreptococos. En E.U.A., los estreptococos del grupo E constituyen una causa importante de linfoadenitis en cerdos. Los estreptococos de los grupos C y L de la clasificación de Lancefíeld están relacionados con problemas reproductivos y septicemias.

Infecciones Estreptocócicas en lechones

Definición

Las cerdas pueden ser portadoras de diversos estreptococos patógenos incluyendo *S. suis* Tipo 1. La infección se produce por contaminación o por inhalación. Los microorganismos pueden ingresar en los lechones a través de las criptas tonsilares y dar origen a una septicemia que pueden provocar muerte directa, desaparecer por completo, o localizarse provocando endocarditis, meningitis o artritis.

Signos clínicos

La enfermedad se manifiesta en lechones ente 10 y 14 días de edad. Los animales afectados pierden estado con rapidez, muestran un pelaje áspero y pueden morir. Por lo general se presenta fiebre que oscila entre 40.6-41.1°C. Más tarde suelen observarse articulaciones tumefactas calientes y dolorosas, o bien los animales presentan rigidez y ceguera, o muestran temblores musculares a los que sobreviene ataxia o muerte. En los casos de endocarditis por infecciones estreptocócicas puede ocurrir muerte repentina de lechones. Generalmente, las diferentes formas de la enfermedad afectan hasta dos tercios de la carnada. Rara vez se produce la recuperación completa de los animales afectados.

Lesiones anatomopatológicas

Durante la fase septicémica son escasas las lesiones, aunque suele haber meningitis purulenta cuando existe daño cerebral. En los casos de artritis hay inflamación alrededor de las articulaciones junto con líquido sinovial cremoso y mucoide. En la endocarditis, la presencia de los microorganismos constituye una característica notable de las lesiones histológicas sobre las válvulas. Su demostración puede hacerse en cultivos y en preparados microscópicos.

Diagnóstico

Normalmente, el diagnóstico se hace a partir del espectro característico de signos clínicos y la edad de los cerdos afectados (10 a 21 días). El examen bacteriológico de líquidos sinoviales, sangre o muestras de necropsia confirma el diagnóstico y permite diferenciar esta infección de las provocadas por *Haemophüus parasuis.*

Tratamiento y control

La administración por vía parenteral de antibióticos como penicilina o tri-metoprim-sulfonamida durante tres a cinco días brinda resultados excelentes. Los animales con septicemia, meningitis y artritis avanzada rara vez responden al tratamiento.

El control en hatos en los que se manifiesta la enfermedad puede ser posible a través del aislamiento de las cerdas en parición y la fumigación de las instalaciones. Cuando los casos de artritis están relacionados con lesiones de las rodillas con el piso, el empleo de materiales blandos puede evitar la aparición del problema. Puede prevenirse inyectando a los lechones al nacer con penicilinas de acción prolongada. Se han preparado vacunas inactivadas y se han aplicado en cerdas para proporcionar inmunidad pasiva a los lechones aparentemente con cierto éxito.

Meningitis Estreptocócica Epidémica en cerdos de mayor edad

Enfermedad epidémica que ataca a los cerdos destetados y en engorda que se manifiesta después de traslado y mezclado de animales provocando muerte repentina, fiebre, signos nerviosos o, en animales más jóvenes artritis.

Incidencia

Esta enfermedad existe en muchos países de Europa Occidental, E.U.A., Canadá, Australasia y el Lejano Oriente. En Gran Bretaña, si bien la frecuencia mostró un rápido incremento (17 brotes en 1974, 52 en 1975, 152 en 1976), ahora se ha estabilizado, registrándose casos en todas las regiones del país.

Etiología

Esta meningitis es causada por *S. suis* Tipo II, un estreptococo débilmente hemolítico perteneciente al grupo R de la clasificación de Lancefield. Sobre agar sangre forma colonias mucoides claras de 1 a 2 mm de diámetro. Esta bacteria posee una cápsula polisacárida. El germen sobrevive en agua destilada a 4°C por 1 a 2 semanas, en medios nutritivos a 4°C por 9 meses, es resistente al calor en forma relativa, destruyéndose sólo después de 2 horas a 50°C y en 10 minutos a 60°C. Puede sobrevivir en heces durante 104 días a 0°C, 10 días a 9°C y 8 días a 22 a 25°C y en el polvo hasta 54 días a 0°C, 25 días a 9°C y menos de 24 horas a temperatura ambiente. En canales se ha notificado que sobrevive durante 6 semanas a 4°C y 12 días a 22 a 25°C. Se destruye en menos de un minuto por las diluciones recomendadas de la mayor parte de los desinfectantes que se utilizan en las granjas.

Patogenia

S. suis Tipo II infecta a los cerdos ya sea por aerosol o contacto directo entre 5 y 25 días después de mezclados con animales portadores. Este microorganismo puede producir infección incluso en presencia de anticuerpos. Las bacterias se multiplican en las criptas tonsilares e ingresan al torrente circulatorio para en algunos casos, dar origen a una bacteriemia. Son destruidas por neutrófilos y macrófagos. El patógeno está protegido de la fagocitosis por su cápsula polisacárida, lo que le permite multiplicarse para provocar una septicemia en pocas horas. Como consecuencia, el animal puede morir o la septicemia se localiza en el cerebro, articulaciones, u otras regiones corporales para producir lesiones locales. En el cerebro éstas toman la forma de una meningitis purulenta que con frecuencia es mortal. El sistema de defensa del animal desarrolla inmunidad que incluye anticuerpos opsonizantes contra el antígeno polisacárido capsular; Luego de la recuperación clínica el microorganismo puede subsistir en las criptas tonsilares o en la nariz durante un máximo de 512 días.

Signos clínicos

El periodo de incubación varía desde 24 horas hasta dos semanas o más. El primer signo de un brote puede ser la muerte repentina de un cerdo en buen estado. Antes de morir, el animal tendrá fiebre de entre 40.6-41.7°C y con posibles evidencias de septicemia. Antes de la muerte suelen observarse signos nerviosos como incoordinación, temblores, parálisis, opistótono y espasmos tetánicos, en ese orden, que puede ocurrir antes de las cuatro horas del inicio de los signos clínicos. Los cerdos de menor edad pueden presentar artritis y algunos animales no tratados pueden sobrevivir a pesar de la meningitis. Los casos de meningitis pueden detectarse al comienzo de la enfermedad por la mirada vidriosa y el andar vacilante.

En Canadá, se ha informado de un síndrome que después de la enfermedad neonatal, los lechones mueren dentro de las 24 horas de haber nacido. En hatos susceptibles la muerte puede presentarse en animales de cualquier edad, aunque es más común en los animales de entre 3 y 12 semanas de un hato en donde la infección es enzoótica. A pesar de ello, puede haber muertes en animales de hasta seis meses de edad. La mortalidad varía desde 1 hasta 50% con una morbilidad del 1%.

Lesiones anatomopatológicas

La piel y la canal suelen estar enrojecidas, los ganglios linfáticos a menudo están tumefactos y congestionados, y además es común la congestión de los órganos parenquimatosos. En las cavidades peritoneal y pleural suelen observarse finos hilos de fibrina. En algunos brotes, son comunes las lesiones pulmonares variando de una pleuresía localizada grave hasta neumonía con congestión y edema del tabique interlobular. En el cerebro pueden observarse edema y congestión notables, mientras que el líquido cefalorraquídeo aparece turbio. En cerdos jóvenes puede haber presencia de una artritis purulenta. Las características histológicas de la meningitis incluyen una infiltración de leucocitos polimorfonucleares en las meninges y a veces en los ventrículos. Se ha informado de necrosis cortical y cambios espongiformes en cerebelo y tallo cerebral. Puede haber neuritis en los nervios creaneales. En cerdos tratados las células predominantes pueden ser linfocitos. El patógeno puede observarse en cortes histológicos y aislarse del cerebro y otros órganos de animales no tratados.

Epidemiología

Entre las condiciones predisponentes de la enfermedad de un hato se incluyen exceso de animales en los corrales, ventilación inadecuada y mezclado de cerdos provenientes de diferentes carnadas. Si bien la cerda infectada transmite la enfermedad a su carnada, los lechones están protegidos por anticuerpos pasivos durante siete semanas o más. Los animales portadores aparecen clínicamente sanos y constituyen el método más común de introducción en un hato. Tanto los animales inmunizados como aquéllos con alimento medicado pueden actuar como portadores. En la sección de etiología se ha mencionado la capacidad del microorganismo de subsistir fuera del huésped. A pesar de ello la función que tienen las instalaciones contaminadas en la diseminación y persistencia de la enfermedad es aún desconocido. El patógeno puede estar presente en el cuerpo de animales al momento de la matanza y existen casos registrados de infecciones por *S. suis* Tipo 2 en el hombre en quien puede causar meningitis, septicemia y muerte. Es más frecuente la enfermedad en trabajadores de rastro, médicos veterinarios y carniceros.

Diagnóstico

Los signos clínicos y hallazgos post mortem, sobre todo de una meningitis, son elementos suficientes para considerar la posibilidad de infecciones ya sea por *S. suis* o *Haemophilus parasuis*. El patógeno se identifica en frotis de sangre, líquido cefalorraquídeo, tejido cerebral, líquido sinovial por tinción con colorante de Gram o más específicamente por técnicas de inmunofluorescencia. En animales de muerte reciente que no han recibido tratamiento es posible aislar la bacteria a partir de los sitios mencionados. Para obtenerlos de las amígdalas es necesario emplear un abrebocas y pasar un hisopo por las criptas. El material de muestras tonsilares y nasales se inocula en medio Oxoid SR 74® suplementado con 5% de suero equino y suero hiperinmune específico del polisacárido. Alrededor de las colonias de S. suis se producen halos de precipitado. La aglutinación en placa y las pruebas de precipitación confirman la identificación del patógeno como *S. suis* Tipo 2.

Pueden detectarse anticuerpos opsonizantes o utilizarse las pruebas ELISA en animales portadores recuperados, pero no identifican a todos los cerdos infectados de un hato.

Tratamiento

Si bien el fármaco más utilizado en el tratamiento parenteral de la enfermedad es la penicilina, también pueden utilizarse amoxicilina, ampicilina, lincomicina y otros antibióticos con excepción de aminoglucósidos como por ejemplo la estreptomicina. El tratamiento debe repetirse más de una vez y debe estar complementado por una terapéutica de sostén. Los cerdos afectados deben ser trasladados a un corral tranquilo y recibir agua y alimentos, si es necesario en forma natural. Los animales paralizados se deshidratan' en forma rápida y deben rehidratarse con solución salina por vía rectal. La recuperación suele ser más rápida en un ambiente fresco y seco. Los demás cerdos de los corrales afectados pueden recibir tratamiento inyectable individual o a través de medicamentos en el agua de bebida o en la ración, como se describe a continuación.

Control

El control puede llevarse a cabo de varias maneras diferentes a saber:

Medicación: Esta puede ser estratégica, empleando penicilinas de acción prolongada, las cuales se administra al nacer y diez días después del destete, al momento del ingreso a los corrales de engorda o siete días antes de la fecha estimada del máximo de la enfermedad. La medicación en el agua de bebida debe administrarse durante los siete días previos al momento de máxima intensidad de la afección y debe consistir de productos a base de ampicilina, cloxacilina o tetraciclinas.

La medicación en la ración debe hacerse con penicilina. Posiblemente la penicilina más eficaz y la que resiste mejor el procesamiento de la ración sea fenoximetil penicilina a razón de 75-100 g/ton aunque la penicilina procainica en dosis de 200-300 g/ton suele ser igualmente eficaz. En todos los casos, es necesario emplear raciones que han sido medicadas en forma reciente. Entre otras drogas recomendables se incluyen las tetraciclinas y los preparados a base de sulfonamidas como por ejemplo el Cyfac®.

Vacunación: Todavía están bajo investigación las vacunas inactivadas y aún (1989) no son accesibles en el Reino Unido. Todas las vacunas en estudio son de bacilo muerto y con coadyuvantes; en ciertos casos pueden proporcionar una protección completa, no así en otros.

Medidas generales: Es necesario evitar los sistemas de producción continua, implementar políticas de "todo adentro-todo afuera", mezclar los lotes de animales lo menos posible y alojar a los cerdos en corrales limpios, bien ventilados y con valores reducidos de humedad.

Detección de portadores: Este es un procedimiento poco factible ya que ni los muéstreos nasales y tonsilares ni las pruebas serológicas permiten detectar a todos los animales portadores. Además, el tratamiento no siempre elimina la infección.

Sacrificio y repoblación: Es recomendable el sacrificio de los animales y la desinfección de las instalaciones para eliminar infecciones residuales en heces y polvo, seguidos de repoblación con cerdos libres de meningitis que pueden observarse por histerectomía, destete precoz medicado o comprándolos de algún hato que esté libre de la enfermedad.

Estreptococos del Grupo E de *Lancefield*

Estos microorganismos provocan abscesos, particularmente en los ganglios linfáticos cervicales de cerdos en los E.U.A. A pesar de que estos estreptococos se han identificado en otros países, no parecen provocar el mismo tipo de lesiones. En el grupo de E de estreptococos, hay por lo menos 8 serotipos y la enfermedad se transmite por contacto, agua de beber, escarificaciones, ingestión de alimento contaminado con secreciones de abscesos o heces infectadas. Parece que la infección se presenta en forma más consistente en cerdos de 28 días o más. En E.U.A. está disminuyendo la incidencia por la medicación en el alimento y el uso de vacunas inactivadas con adyuvante de alumbre.

Estreptococos del Grupo C y otros Beta-Hemolíticos

Los Estreptococos y Estreptococos hemolíticos de estos grupos y en especial *S. equisimilis* (grupo C) se aíslan con frecuencia de vías respiratorias superiores, faringe ganglios linfáticos retrofaríngeos y aparato genital de cerdos portadores. Están relacionados con vaginitis en cerdas y septicemia neonatal en lechones, pueden aislarse de casos de artritis y endocarditis vegetativa en animales de mayor edad, y de animales septicémicos y lesiones neumónicas en cerdos de engorda. La mejor forma de aislar estas bacterias es en condiciones anaerobias y los animales portadores pueden ser identificados no sólo por cultivo, sino por la detección del anticuerpo antiestreptolisina O en suero.

En los casos en que originan problemas en una granja estos estreptococos pueden ser controlados con las mismas técnicas utilizadas para los demás patógenos de este género.

Infección por *Streptococcus durans*

Se ha aislado *S. durans* (Grupo D de Lancefíeld) a partir de intestinos y heces de lechones de 3 a 5 días de edad con diarrea acuosa, demostrando que se adhiere a las vellosidades epiteliales. En el intestino delgado hay atrofia de las vellosidades y en el grueso hay desprendimiento epitelial. Cuando los cultivos o frotis fecales demuestren que la flora de las heces es casi por completo estreptocócica, debe considerarse esta enfermedad.

Salmonelosis

Definición

Enfermedad bacteriana que afecta a gran parte de los animales incluyendo el cerdo, se caracteriza por septicemia, enteritis aguda y crónica. Los lechones son altamente susceptibles y generalmente desarrollan septicemia, mientras que los cerdos en crecimiento pueden padecer enteritis crónica (Organización de las naciones unidas para la agricultura y la alimentación FAO, 2006).

Etiología

La salmonelosis es un conjunto de enfermedades producidas por el género bacteriano *Salmonella,* perteneciente a la familia *Enterobacteriaceae,* un microorganismo ubicuo (Centro de Recerca en Sanitat Animal CReSA, 2000).

Los cerdos pueden infectarse por cualquier serotipo siendo *S. cholerasuis* y *S. typhisuis* los más adaptados, y *S. typhimurium, S. cholerauis* y *S. derby* los más frecuentes (Coma, 2002).

Transmisión

> ➢ Directa: principalmente se produce por contacto feco-oral aunque, normalmente, la enfermedad entra en la granja a través de la compra de nuevos animales.

> ➢ Indirecta: fómites y huéspedes reservorios como roedores, moscas y pájaros (HIPRA, 2000).

Síntomas

Según Rusell (2002) incluyen: fiebre, depresión, pérdida de apetito, cianosis de las orejas, hocico y cola, pulmonía tos, señales nerviosas, diarrea sanguinolenta y fétida, la muerte puede ocurrir en la fase aguda de la enfermedad.

Lesiones anatomopatológicas

- Forma septicémica: múltiples hemorragias, nódulos linfáticos y bazos engrosados y trombosis capilar.

- Forma aguda, o subaguda: piel pálida, colitis necrótico-hemorrágica, nódulos mesentéricos hemorrágicos e inflamados, necrosis de placas de Peyer, úlceras gástricas, neumonía intersticial y petequias en riñón e hígado.

- Forma crónica: gastroenteritis fibrinosa, y úlceras en colon y unión ileocecal (HIPRA, 2000).

Diagnóstico

Por su similitud clínica a la Peste Porcina Clásica (PPC), Erisipela, Pasteurelosis y Disentería porcina, se requiere el diagnóstico diferencial. Con el "objeto de tomar las medidas de protección que correspondan, siempre se deberá considerar a nivel de campo que la sospecha es de PPC". El diagnóstico de laboratorio es a través de la inoculación e incubación por 18 a 24 horas en medios enriquecidos con verde brillante entre otros. En ausencia de otros patógenos, el aislamiento de *S. cholerasuis* u otras salmonelas es de importancia diagnóstica. Como pruebas complementarias de identificación se indican: la serotipificación por medio de antisueros de referencia y la diferenciación final es llevada a cabo por fagotipificación. Se deben enviar a laboratorio tórulas rectales de los casos sospechosos para determinar el agente causal y su sensibilidad a los antibióticos (Lobo, 2009).

Prevención y control

En caso de presencia de la enfermedad, es vital realizar un control de la transmisión. Desde esta óptica, tan importante es el control de la enfermedad clínica como la identificación serológica y control de las granjas con portadores subclínicos que no muestran ninguna sintomatología de enfermedad. Tal como se ha mencionado anteriormente, los cerdos portadores excretan un número muy bajo de salmonelas debido a que el sistema inmune inhibe la proliferación bacteriana. La bacteria se mantiene acantonada en distintos tejidos del organismo, pero cualquier factor de estrés (ayuno, cargas, transporte, parto, infección concurrente, tratamiento con corticosteroides, aumentos de densidad en corrales, etc.) puede inducir una supresión del sistema inmune que resulta en una proliferación de salmonela con el consiguiente aumento de excreción fecal. La medicación de animales sólo es efectiva en aquellos animales con sintomatología clínica. Además su utilización en portadores subclínicos no es aconsejable ya que no reduce la prevalencia, ni la magnitud ni el periodo de excreción del patógeno e incluso puede contribuir notablemente a la aparición de multiresistencias (Mateu, 2001).

La utilización de vacunación para el control de salmonela tiene una utilidad muy limitada desde un punto de vista de seguridad alimentaria. La limitación de las prácticas vacunales radica en su falta de especificidad para determinados serotipos. La vacunación difícilmente crea inmunidad contra serotipos no propios del animal hospedador pero que pueden ser importantes de cara a la seguridad alimentaria. Además, la utilización de vacunas previene básicamente la invasión de tejidos, con poca efectividad sobre la colonización del tracto intestinal, siendo esta última de gran importancia desde una óptica de seguridad alimentaria. Sin embargo, en algunos casos se ha demostrado una disminución en la excreción fecal de cualquier tipo de salmonela al vacunar con vacunas vivas atenuadas de un serotipo concreto (Charles *et al.*, 1999).

La alimentación de los animales juega un papel crítico en el control de Salmonella no sólo por ser un posible vector y foco de infección sino también por ser una herramienta utilizada para controlar la transmisión del patógeno. Por un lado, se debe realizar un control de Salmonella en materias primas y piensos para evitar la introducción del patógeno a través de la alimentación del animal. Por otro lado, determinados sistemas de alimentación afectan beneficiosamente el ecosistema microbiológico en intestino y contribuyen a la disminución en la prevalencia de Salmonella (Comisión Europea, 2000).

Enfermedades infectocontagiosas que afectan el sistema digestivo

Colibacilosis

Definición

La colibacilosis porcina es una enfermedad infecciosa altamente transmisible que afecta a los lechones entre las 4 a 12 semanas de vida y es producida por la bacteria *Escherichia coli*. Es también conocida con el nombre de colibacilosis de los lactantes o diarrea neonatal (Quiles y Hevia, 2008).

Etiología

Escherichia coli es un bacilo Gram negativo perítrico flagelado que presenta muchas cepas o serotipos y algunas causan hemólisis. Los serotipos se asocian con virulencia. Las *Escherichia coli* enteropatógenas pertenecen a un número restringido de serogrupos con uno o más factores de virulencia (patotipos). Las cepas enterotoxigénicas de *Escherichia coli* (ETEc) se adhieren a la mucosa del Intestino Delgado por una o más de las adhesinas fimbriales F4 (K88), F5 (K99), F6 (987P) o F41 (Novartis, 2007).

Síntomas clínicos

Pocos días después del nacimiento, los cerdos infectados con cepas patógenas de *E. coli* se atontan y maman sin vigor o rehúsan mamar. Por lo general presentan diarrea acuosa, amarillenta o de color grisáceo, aunque a veces se encuentran estreñidos, se desmedran y debilitan con rapidez, no se mueven con facilidad en la nidada y no viven por mucho tiempo, a veces los rabos se recubren con heces fecales que al secarse si los cerdos sobreviven el período agudo de la infección obstaculizan la circulación produciendo el desprendimiento del rabo (Bouguense y Bertin, 1999). Los cerdos se mueven con marcha tambaleante hacia el alimento pudiendo comer muy escasamente y solo hociquean el alimento, seguidamente pierden el control de las extremidades posteriores o anteriores y en pocas horas la parálisis es completa y los cerdos no pueden levantarse, en otros casos se observan ataques de convulsiones y movimientos de corrida. (Bertschinger y Gyles, 1994).

Lesiones anatomopatológicas

Lechones deshidratados, dilatación gástrica (leche sin digerir), infartos venosos en la curvatura mayor del estómago, dilatación del intestino delgado, congestión (Sheffield, 2004).

Diagnóstico

Clínico por signos y lesiones. Puede ayudar el aislamiento y tipificación de la *E coli*. Hay que hacer diferencial con gastroenteritis transmisible, rotavirus, clostridiasis, coccidiosis. La determinación del pH de las heces con papel indicador puede ayudar, ya que en diarrea neonatal es alcalino, mientras que con gastroenteritis transmisible y rotavirus la diarrea es ácida (Stewart y Flint, 2009).

Prevención

El mejorar la higiene y el ambiente de lechones es fundamental. También ayuda reforzar el nivel de inmunidad de las madres. Se debe controlar la temperatura para lechones en lactación (entre 30 a 34°C) sobre todo en animales de bajo peso. El uso de jaulas de maternidad bien diseñadas, ajustables, con piso perforado, fácil de lavar, reducen la contaminación fecal.

Un ambiente seco, tibio y bien ventilado reduce la persistencia ambiental de *E coli*. Hay que tomar en cuenta que las cerdas tienen que estar a una temperatura media de 22°C, si esta es más alta, tiran agua y descomponen el ambiente. La cuarentena de reemplazos ayuda a limitar la introducción de nuevas cepas. Los sistemas todo dentro todo fuera también son útiles. El uso de antibióticos ayuda pero no se recomienda como medida generalizada, los probióticos pueden ayudar a reducir colonización (Álvarez, 2005).

Colienterotoxemia (Enfermedad Edemática)

Definición

También es llamada la enfermedad de los edemas. Es una enfermedad de aparición masiva, invade piel, estómago e intestinos. Predisponen los cambios bruscos de alimentos, situaciones de estrés, favoreciendo así la colonización del intestino delgado. Una vez las toxinas se han diseminado por el cuerpo del cerdito causan enteritis, enfermedad enfisematosa y shock. Por lo general se presenta el problema una semana después del destete, afectando hasta el 50% de los destetados y su aparición es explosiva en todo el lote, la mortalidad puede alcanzar hasta un 30% (Germán *et al.*, 2005).

Etiología

El agente causal es *Escherichia coli* principalmente las cepas 0138, 0139, 0141 las cuales se caracterizan por producir neurotoxinas, endotoxinas y enterotoxinas (Pherson *et al.*, 2000). Este tipo de cepa es la causante de la enfermedad edemática en los cerditos después del destete; la clínica se manifiesta con síntomas nerviosos y diarreas lo cual puede ocurrir por separado, también se expresa edema, y en casos la muerte súbita. Las fimbrias de esta cepa (F18) median la colonización al reconocer los receptores intestinales del cerdo (Imberechts *et al.*, 1997).

Síntomas y lesiones anatomopatológicas

Una de las características principales es el edema en dorso nasal, hocico y párpados, de acá se deriva su nombre. A la necroscopia se observan en la pared gástrica e intestinal un marcado edema, trastornos cardiovasculares, cianosis en mucosas, piel y orejas, además de una marcada conjuntivitis. En los brotes de enfermedad edemática, es característica la afectación severa de los cerdos, con ataques repentinos y un curso rápido, seguido de una terminación abrupta. Las muertes súbitas de cerdos en crecimiento y en buen estado de carne, pueden ser el primer signo; y los cerdos son frecuentemente encontrados muertos sin síntomas previos de la enfermedad (Wittig *et al.*, 1999).

Prevención

Se recomienda como prevención realizar los cambios de alimentación paulatinamente e iniciarlos una semana antes del destete, buena disponibilidad de agua, aseo e higiene al máximo en la piara (De Cupere *et al.,* 1992).

3.1.1.2.3 Disentería Porcina

Definición

Por lo expresado por Schults (1999) la disentería porcina es una enfermedad entérica severa que afecta a los cerdos durante la fase de crecimiento y finalización principalmente, es una enteritis, normalmente de naturaleza hemorrágica. También es llamada como disentería vibriónica, diarrea con sangre, disentería sanguinolenta, diarrea negra o diarrea muco-hemorrágica. Es exclusiva de los porcinos. Son sensibles los cerdos de cualquier edad, aunque de preferencia lo son los de 3 a 6 meses de edad.

Etiología

La disentería porcina es causada por una espiroqueta *Brachyspira hyodysenteriae*, es una bacteria Gram negativa de morfología espirilar. Es móvil en medios viscosos, como el mucus intestinal, lo que le permite alcanzar la mucosa intestinal y lesionarla; es anaerobia, pero no se destruye por exposición al oxígeno, lo que le facilita el mantenerse viable en el ambiente (Rubio, 2005a).

Formas de transmisión y fuentes de infección:

Se produce por ingestión de alimentos o agua contaminados con excrementos provenientes de cerdos clínicamente enfermos, o recuperados, o de portadores sanos (Anónimo, 2001).

Síntomas

Rodríguez (2008) apunta como síntomas clínicos: La diarrea comienza a los 5-7 días de la infección, se puede observar sangre fresca en las heces y el exceso de moco es una característica desde 10 días después de la infección. La enfermedad clínica dura 10-14 días. Los cerdos afectados muestran síntomas que van desde una diarrea moderada hasta enfermedad grave y la muerte. Los cerdos con diarrea hemorrágica se muestran flacos, débiles, se vuelven anoréxicos y con letargo grave, región perineal manchada. Se pueden dar altas tasas de mortalidad en los brotes graves.

Lesiones anatomopatológicas

En la necropsia las lesiones quedan restringidas al intestino grueso. Externamente se aprecia que la pared intestinal no tiene el brillo normal, sino que tiene un aspecto mate y hay edema, hiperemia de los vasos mesentéricos e inflamación de los ganglios linfáticos correspondientes. Las glándulas de la submucosa del colon son más prominentes de lo normal y se observan a través de la serosa como focos blanquecinos de 1 a 3 mm de diámetro distribuidos uniformemente y más visibles en las infecciones crónicas. Al abrir el intestino grueso, el contenido es más blando y mucoso de lo normal y a veces se observan estrías de sangre y material necrótico. La mucosa está engrosada, ha perdido su apariencia rugosa y está cubierta de mucus, fibrina y estrías de sangre. En los casos más avanzados, hay pseudomembranas mucofibrinosas con sangre que cubren áreas de la mucosa más o menos amplias o zonas necróticas amplias (Rubio, 2005a).

Diagnóstico

Aunque el cuadro clínico, la epidemiología y las lesiones son orientativos, el diagnóstico exacto de la disentería porcina ha de realizarse en el laboratorio a partir de mucosa del colon o de heces. Las posibilidades de un diagnóstico directo exacto dependen de la calidad de las muestras que reciba el laboratorio y de las técnicas de que disponga. Para el aislamiento es necesario contar con un número adecuado de muestras frescas, procedentes de cerdos no tratados con quimioterápicos recogidas y enviadas en las condiciones necesarias para que *Brachyspira hyodysenteriae* se mantenga viable. La inmunofluorescencia indirecta es la técnica más utilizada y es rápida. Su sensibilidad y especificidad dependen de la calidad de los sueros hiperinmunes que se empleen. Si no están bien preparados pueden dar reacciones cruzadas con otras espiroquetas. Actualmente disponemos de técnicas de reacción en cadena de la polimerasa (PCR) (Rubio, 1998).

Medidas de prevención y control

Según lo expresado por Rodríguez (2008) una vez infectada una granja, las medidas de control deben ir encaminadas a reducir todo lo posible las pérdidas que provoca la enfermedad o bien plantearse un programa de erradicación. En el control deben emplearse una serie de medidas combinadas para obtener la máxima eficacia. La higiene ha de extremarse sobre todo en el sentido de evitar el contacto de los cerdos con heces infectadas. El empleo de sistemas todo dentro-todo fuera ha de ser riguroso en cada sala o en cada nave. Los pasillos han de mantenerse perfectamente limpios y hay que disponer baños para las botas a la entrada de cada sala para evitar la contaminación entre unas y otras.

La enfermedad puede combatirse también mediante el empleo de diversos quimioterápicos. Actualmente los antibióticos más eficaces son las pleuromutilinas: tiamulina y valnemulina. La tiamulina es el antibiótico con el que existe más experiencia en el tratamiento y profilaxis de la disentería porcina en condiciones de campo. Las dosis preventivas son de 35-50 ppm en pienso y la dosis curativa de 100 ppm. Se pueden utilizar también la tilosina, la lincomicina, pero en la bibliografía aparecen frecuentes casos de cepas resistentes a estos antibióticos mientras que la resistencia a las pleuromutilinas es mucho más rara, especialmente en condiciones de campo. El tratamiento puede eliminar la espiroqueta de los cerdos enfermos, pero no la elimina del ambiente y si el contacto con las heces es muy amplio (pisos sólidos), los cerdos tratados pueden estarse reinfectando constantemente. Otra causa de fallos en el tratamiento son las infecciones mixtas, especialmente la salmonelosis. Una tercera causa de fallos es la presencia de ratones en las granjas. Como hemos indicado, los ratones pueden ser portadores de la espiroqueta durante más de 6 meses y, en consecuencia, los cerdos pueden reinfectarse con las heces de éstos (Rubio, 2005b).

Gastroenteritis transmisible

Historia

Es una enfermedad de origen viral muy contagioso que se caracteriza por producir diarreas pertinaces, vómitos y deshidratación con elevada mortalidad, sobre todo en cerditos lactantes. La enfermedad fue descrita en 1946 en USA por Doyle y Hutchings, desde donde se ha extendido a muchos países, principalmente a los europeos. En Cuba nunca se ha presentado. Su impacto económico ha sido elevado en los países que la presentan, debido a la alta mortalidad que ocasionan en cerditos de 5 a 10 días de nacidos la cual puede llegar hasta el 100 %. No menos importantes son los gastos en medidas de lucha y control, atención veterinaria y repoblación cuando se utiliza el sacrificio sanitario para su control.

Definición

Batista et al, (2005) plantean que la Gastroenteritis Transmisible es una enfermedad entérica viral, altamente contagiosa de los cerdos, caracterizada por vómitos, severa diarrea, rápida deshidratación, morbilidad alta y muy elevada mortalidad en lechones menores a 2 semanas de edad. Los cerdos de todas las edades son susceptibles sin embargo, los estragos suceden en animales de 5 semanas de edad. Las lesiones incluyen: estómago distendido con leche sin digerir, el intestino delgado distendido con gas.

Etiología

El virus pertenece al grupo de los coronavirus con un diámetro de 80-120nm. Puede cultivarse en tejidos primarios de riñón de cerdo produciendo efecto citopatogénico (ECP) después de varios meses. Su resistencia a las condiciones del medio es muy baja ya que puede ser inactivado a temperaturas superiores a 20ºC, aunque cuando la temperatura desciende por debajo de 0ºC conserva su poder infeccioso por tiempo prolongado. Lo inactiva el formol al 3% y los solventes orgánicos, es sensible a la acción de la sosa cáustica al 2%. Su pH óptimo es de 5-8. El virus es sensible a los rayos ultravioletas y a la luz.

Síntomas

El período de incubación es sumamente corto, menos de 24 horas en animales lactantes, aunque puede llegar hasta los 4 días en cerditos de mayor edad. Los síntomas aparecen súbitamente, primero por la presencia de vómitos incontrolados, seguidos por diarrea acuosa, gris amarillenta con grumos de leche y mal olor. Generalmente el apetito puede no afectarse mucho. Los cerditos se deshidratan rápidamente, la sed es intensa y el curso suele ser afebril. En lactantes la mortalidad suele ser hasta del 100% mientras que en los adultos no suele pasar del 5%. La morbilidad es muy elevada.

Lesiones anatomopatológicas

Desde el punto de vista macroscópico se presenta dilatación del intestino delgado y algún proceso degenerativo en órganos parenquimatosos. El intestino aparece dilatado, de pared transparente con contenido de color amarillento con muchos gases. En el estómago se pueden presentar petequias y puede haber una gastritis que puede ir de catarral hasta fibrinosa grave. En el intestino delgado se presenta enteritis catarral con atrofia de las vellosidades. Se puede presentar congestión en algunos órganos (hígado, bazo, encéfalo). La lesión más típica desde el punto de vista histológico es la atrofia de las vellosidades intestinales, lo cual puede ponerse de manifiesto al observar un área de duodeno en un estereomicroscopio con 10x.

Diagnóstico

Ante la aparición rápida y persistente de diarrea y vómitos en una piara, unido a la alta morbilidad y mortalidad, hay que sospechar siempre de gastroenteritis transmisible por lo que se debe realizar un riguroso estudio clínico-patológico y epizootiológico. La histología y la inmunofluorescencia son excelentes recursos para el diagnóstico de la enfermedad.

El diagnóstico serológico es muy importante a través de la prueba de neutralización por el método de sueros pareados, dando como positivo el incremento en 3 logaritmos el título del segundo pareado. Puede realizarse otras pruebas serológicas como la IFI y el ELISA. El aislamiento se realiza en cultivo de células primarias de riñón de cerdo, después de varios pases.

Para el diagnóstico diferencial deberá diferenciarse la gastroenteritis transmisible del cólera porcino por las diarreas y los vómitos de ambas, aunque en el cólera hay un cuadro febril manifiesto, afectaciones del SNC y eritemas en la piel. Debe evaluarse siempre la diarrea por otros agentes virales como: rotavirus, adenovirus. El aislamiento virológico suele ser decisivo, sin embargo, se puede recurrir a la detección de antígenos en tejidos mediante IFD y PCR de fragmentos de intestino, quienes permitirán una rápida orientación. Es necesario diferenciarla de la *E. coli*, diarrea epidémica porcina, rotavirus y coccidiosis.

Medidas Preventivas y de control

En Cuba no está presente la gastroenteritis transmisible por lo que la protección del país es lo más importante evitando violaciones de las normas establecidas en puntos fronterizos. Es razonable en algunos países el uso de vacunas: orales, intramuscular o intramamarias, sobre todo cuando no se puede usar el sacrificio. Las vacunas orales han dado los mejores resultados.

- Sistema de cuarentena de todos los animales de reemplazo.
- Estrictas medidas de seguridad.
- Se reporta buena protección con el uso de vacunas, sin embargo su utilización queda al criterio del médico veterinario, ya que se han encontrado resultados poco satisfactorios en varios casos.

Enteritis por *Clostridium perfringens*

Historia

La enfermedad fue identificada por primera vez en 1955 en el Reino Unido (Field y Gibson) y Hungría (Szent-Iv nyi y Szabo), posteriormente fue identificada en U.S.A. (Barnes y Moon,1964), Países bajos (Plaisier, 1971) y actualmente en la mayoría de los criaderos del mundo (Straw, 2006).

Definición

Las infecciones por *Cl. perfringens* se caracterizan por producir enteritis grave en cerdos jóvenes (lactantes o recién destetados) Aunque es una enfermedad. Es una enfermedad que se diagnostica esporádicamente en nuestro país y cuya importancia aún se desconoce.

Etiología

Cl. perfringens es un bacilo largo Gram positivo que ocasionalmente forma esporas y produce diferentes toxinas. Dos tipos de *Cl. perfringens* han sido involucrados afectando a los cerdos: el tipo A y C. El tipo A produce la Alfa toxina y el C una Beta toxina y una enterotoxina.

Animales susceptibles

La infección suele ocurrir con la introducción de animales infectados para la reproducción. Las áreas de parto pueden aparecer entonces muy contaminadas y dar lugar a brotes por períodos largos de tiempo, debido a la esporulación del agente. Otros animales pueden ser infectados, pero su papel vector es poco conocido. La infección puede ser transmitida al hombre.

Transmisión y patogenia.

La infección se produce por vía oral inmediatamente después del nacimiento y en ausencia de anticuerpos calostrales se produce la colonización del yeyuno, íleon y ciego, con daños en las células epiteliales producto de la acción de las toxinas. Posterior al daño epitelial se produce penetración de las bacterias hasta la membrana basal, lo cual trae consigo acortamiento de la vellosidad y mala absorción. También puede ocurrir la absorción sistémica de la toxina.

Síntomas

La enfermedad se presenta por el tipo C generalmente durante la primera semana de vida, caracterizada por una diarrea acuosa la que puede ser teñida con sangre. En casos de mayor duración las heces pueden tener un color carmelitoso. Los animales van al enflaquecimiento progresivo o mueren rápidamente. En el tipo A las heces son más mucosas, grisáceas, siendo baja la mortalidad.

Puede presentarse de 4 formas:

> ➤ Hiperaguda: Los lechones aparentemente normales aparecen muertos dentro de 12 a 36 horas después del nacimiento. Desarrollan una diarrea hemorrágica.
>
> ➤ Aguda: En estos casos los lechones sobreviven dos días después del inicio de los síntomas clínicos y finalmente mueren, presentan una diarrea líquida de color café rojizo.
>
> ➤ Subaguda: Los animales presentan una diarrea persistente, no hemorrágica y mueren generalmente a los 5 a 7 días de edad. Las heces son amarillentas al principio y cambian a líquidas, claras y con restos de detritus necróticos.

➤ Crónica: Los cerditos pueden tener una diarrea intermitente o persistente, durante una o más semanas. Las heces son amarillo grisácea con moco y la cola está cubierta con heces secas. Los lechones afectados pueden morir después de varias semanas.

Lesiones anatomopatológicas

El yeyuno y el íleon son los lugares más afectados. La mucosa se encuentra muy engrosada e hiperémica En el caso del tipo C con aspecto como en manguera. El contenido intestinal puede ser desde acuoso a pastoso teñido con sangre en caso del Tipo C. En casos crónicos pueden formarse pseudomembranas. En el A la necrosis es más superficial

Diagnóstico

Los síntomas y las lesiones son bastante sugestivos del proceso. Los microorganismos pueden ser observados en extensiones de contenido intestinal y en secciones de tejidos. El aislamiento y clasificación del germen y su toxina puede realizarse pero es muy laborioso y costoso para lo cual existe un ELISA para la beta y enterotoxina.

Medidas Preventivas y de control

Para prevenir la enfermedad se ha utilizado en brotes suero hiperinmune contra la toxina del Tipo C. La utilización de la penicilina o sus derivados, logra disminuir de manera preventiva la presencia de la enfermedad y la mortalidad, ayudado siempre por la mejora de las condiciones higiénicas. También puede usarse en la prevención la vacunación con toxoide del Tipo C o de microorganismos muertos del tipo A y C. Asegurar que los lechones tomen calostro, mejorar las condiciones de vida de los lechones.

Enteropatía proliferativa porcina (EPP)

Historia

Harry Biester y Col. Fueron los primeros en describir en 1930 las lesiones de la enfermedad. A finales de la década de los años sesenta Rowland, Rowntre y Lawson descubrieron la presencia de la bacteria en el citoplasma de las células epiteliales infectadas, al examinar las lesiones y emplear tinciones de plata. En 1993 se le da su posición taxonómica y la bacteria recibe el nombre de Lawsonia intracellularis para honrar la labor y perseverancia del veterinario escocés Gordon Lawson (Moore, 2000; McOrist, 2005).

Definición

La EPP es una enfermedad de origen bacteriano que se caracteriza por producir cambios proliferativos en el epitelio intestinal, principalmente en el Ilion y que conducen a la diarrea y disminución de la ganancia en cerdos destetados. Actualmente constituye una problemática en la crianza porcina de los países más desarrollados (USA, Europa, Japón y Australia). En Cuba existen evidencias clínicas y morfológicas de su presencia.

Etiología

Es producida por una bacteria intracelular obligada llamada *Lawsonia intracelularis*, anteriormente ubicada dentro del género Campylobacter, hoy dentro de los Desulfovivrios. De aspecto bacilar curvado, Gram (-). Se multiplica satisfactoriamente en cultivos celulares de enterocitos del cerdo. Tiene gran afinidad por las impregnaciones de plata. El microorganismo se elimina por las heces fecales, aunque no se conocen detalles de su resistencia. Sin embargo, al ser un parásito intracelular obligado, la presencia de portadores parece ser importante en su comportamiento epizootiológico y en la aparición de la enfermedad en zonas hasta entonces libre. El papel de los vectores hasta ahora no se conoce lo suficiente. Es posible que el microorganismo logre vivir en roedores y por lo tanto éstos puedan verse involucrados en el proceso epizootiológico.

Transmisión y patogenia

La infección se produce por vía oral y los microorganismos penetran las células epiteliales de los enterocitos en las criptas, principalmente a nivel del Ilion, aunque pueden invadir el ciego y porciones anteriores del colon. Posteriormente se multiplican por fisión binaria y se localizan en el borde apical de la célula desde donde son eliminados nuevamente al intestino. Esta multiplicación e infección continuada en las células origina la hiperplasia glandular que la caracteriza, disminuyendo la absorción intestinal. Los títulos de anticuerpos son detectados en sangre pasados 60 días post inoculación.

Síntomas

La infección aparece con mayor frecuencia en los cerdos destetados y en la preceba ya que su período de incubación se extiende entre 3 y 6 semanas. No obstante, puede ocurrir en cualquier categoría menos en los lactantes. Los primeros síntomas se caracterizan por la disminución de la ganancia de peso, palidez de las mucosas, anemia. La fiebre no es un hecho común. La diarrea se caracteriza por ser de tipo malabsortiva, acuosa y en ocasiones teñidas con sangre y con restos de pseudomembranas. La enfermedad suele desaparecer a las 4 semanas con una morbilidad que puede alcanzar del 10 al 30% y una mortalidad del 5 al 6%.

Se reconocen 2 tipos de enfermedad:

> - Adenomatosis intestinal porcina: Se presenta en cerdos de 6 a 20 semanas de edad, y puede presentarse de forma subclínica, crónica y aguda, con sintomatología que va de la anorexia, diarrea leve, variabilidad en los pesos de los animales, en ocasiones la diarrea es semisólida con alimentos sin digerir y en otras

la diarrea es profusa de color verde oscuro con alimentos sin digerir. La morbilidad
es de moderada a alta y generalmente no hay mortalidad.

➢ Enteropatía hemorrágica proliferativa: Afecta principalmente a cerdos de
finalización, primerisas y algunos adultos. La presentación es aguda y ocasiona
una hemorragia intestinal masiva. Los cerdos afectados están pálidos y sus heces
son negruzcas o sanguinolentas. La morbilidad es baja pero la mortalidad alta.

Lesiones anatomopatológicas

El cuadro lesional suele ser muy variado. Se han descrito varias formas del proceso las
que pueden incluso aparecer entremezcladas o superpuestas. En general el intestino
delgado aparece engrosado, como en manguera y visto desde la serosa posee un
aspecto cerebriforme en su superficie. La lesión asienta en la parte final del íleon, aunque
puede extenderse al ciego y parte del colon espiral. Es común que los pliegues se
encuentren engrosados como en la paratuberculosis. En ocasiones la proliferación
epitelial es más localizada formando pólipos (adenomatosa). En otras la mucosa intestinal
puede estar, además, superficialmente necrosada (necrótica) o incluso con
pseudomembranas si existen complicaciones bacterianas. En la forma más grave puede
haber sangramiento hacia la luz intestinal (hemorrágica) ya sea coagulada o no.

Microscópicamente es característica la multiplicación celular en las criptas, las cuales
aparecen ramificadas. Las células caliciformes se encuentran ausentes. Las
impregnaciones con plata ponen de manifiesto al microorganismo en el borde apical
celular que tapiza a las criptas.

Diagnóstico

El diagnóstico clínico lesional y epidemiológico es bastante efectivo en áreas enzoóticas.
Sin embargo, es necesario el aislamiento o detección del microorganismo en los tejidos
para su confirmación en zonas libres, para lo cual se utiliza: Microscopía Electrónica,
PCR, hibridación de extractos de ADN, IFD y menos frecuentemente el aislamiento en
cultivo de tejidos. Los métodos serológicos aun no son de valor para el diagnóstico.

Medidas Preventivas y de control

Cerdos en riesgo pueden ser alimentados con suplementos de antibióticos: El Tylosin®,
tetraciclina (300–400ppm) durante 2 semanas, el Tiamulin® y las sulfonamidas han
brindado buenos resultados. Es imprescindible el control del rebaño para evitar introducir
portadores.

Enfermedades infectocontagiosas que afectan el sistema respiratorio

Rinitis Atrófica

Historia

Las primeras referencias a esta enfermedad se deben a W. Youatt en 1847. Franke (1830) describió el cuadro clínico y le dio el nombre de *Schnüffelkrankheit* (Enfermedad del resoplido). Más tarde en (1908), Rehn puso de manifiesto las alteraciones morfológicas de los huesos en este proceso, y reafirmo que se trataba de una osteítis fibrosa. Hintze (1930) confirmo este punto de vista, y Wirth (1910) demostró que se trataba de un proceso generalizado. Ray Brown, Lennart Klook y Wilson G. Pond (1966) afirman que se trata de un proceso originado por hiperparatiroidismo secundario a carencia de calcio en la dieta. (Manninger-Mocsy, 1970)

Definición

Es una enfermedad de los cerdos caracterizada por estornudos seguida de atrofia de los cornetes, que puede ser acompañada por distorsión del tabique nasal y acortamiento o torsión de la mandíbula superior. El hacinamiento, la ventilación inadecuada, la mezcla y el movimiento y otras enfermedades concurrentes, se consideran factores que contribuyen en la intensificación de la enfermedad.

Etiología

Según su gravedad, podemos distinguir entre dos formas de Rinitis Atrófica: Rinitis Atrófica No Progresiva (NPAR) y Rinitis Atrófica Progresiva (PAR). La primera está causada por cepas toxigénicas de *Bordetella bronchiseptica*, mientras que la segunda está causada por cepas también toxigénicas de *Pasteurella multocida* "D". La NPAR suele afectar a animales de menos de 6 semanas de vida, siendo más grave cuánto más joven es el animal. En el caso de la PAR, es necesario que haya habido una previa inhibición de los cilios del tracto respiratorio para que la dermonecrotoxina de *P. multocida* pueda actuar. Factores que favorecen estas condiciones son, por ejemplo: excesiva cantidad de polvo en las naves, gases irritantes (cantidad o tipo de gas) y la propia presencia de *B. bronchiseptica*; es decir, que la aparición de NPAR puede llevarnos a una PAR.

Epizootiología y Patogenia

La Rinitis Atrófica es una enfermedad que afecta al cerdo y se manifiesta clínicamente en transiciones y engorde. Los reservorios para *B. bronchiseptica* son el perro, el gato, los roedores e incluso el hombre.

La transmisión suele ser vertical; es decir, de cerdas (especialmente las jóvenes) a sus lechones. Es especialmente importante controlar la reposición (sean hembras o machos) para controlar la enfermedad.

Aunque la Rinitis Atrófica causada por *B. bronchiseptica* (NPAR) sea más leve que la causada por *P. multocida* (PAR), debe tenerse cuidado y no relajarse en su tratamiento-control, ya que se ha descrito que *B. bronchiseptica* puede pasar a pulmón, provocando un grave cuadro de neumonía que puede llegar a causar mortalidades de entre el 20-30% de los animales enfermos.

Normalmente son las cerdas más jóvenes las que transmiten, vía aerógena, *B. bronchiseptica* y *P. multocida* a sus lechones. Las bacterias se multiplican en el epitelio nasal actuando de las dos siguientes formas:

- Toxinas: La producción de toxinas en la NPAR causa una atrofia de los cornetes nasales que suele remitir por sí misma en unos 70 días.

- Desciliación: Al eliminar la función principal de los cilios del epitelio nasal (la protección frente a agresiones externas), se facilita la entrada y multiplicación de P. multocida. La dermonecrotoxina activa los osteoclastos, proceso que se traduce en una atrofia de los cornetes nasales y los típicos síntomas de la PAR: epistaxis, desviación del morro y braquignatismo.

Síntomas

Los síntomas clínicos aparecen entre las tercera y octava semanas de edad, los conductos lagrimales pueden ocluirse y aparecen manchas debajo de las lágrimas del canto medial de los ojos. La severidad de la enfermedad depende principalmente de la presencia de cepas toxigénicas de la *P. multocida* (Pérez, 2004).

Rinitis Atrófica No Progresiva: repetidos episodios de estornudos en los animales afectados. Puede observarse también en algunos casos concretos (y según la gravedad del caso) epistaxis. Es frecuente también ver un aumento en la cantidad de secreciones lagrimales de los animales. En caso que el cuadro se complique con una neumonía (asociada normalmente a *B. bronchiseptica*), observaremos los típicos síntomas pulmonares de neumonía (disnea) asociados con un aumento en el índice de letalidad de la explotación-lote.

Rinitis Atrófica Progresiva: La gravedad del caso va a depender en gran medida de la inmunidad específica de la explotación. Los episodios de estornudos, más evidentes que en NPAR, van a permitir que observemos casi con total seguridad epistaxis en un gran número de animales. A medida que va avanzando la enfermedad, vamos a observar que el morro de algunos animales se desvía y se acorta (braquignatismo). El lagrimeo también es presente (y con mayor frecuencia y cantidad que en NPAR) en el caso de PAR. En este caso, los animales crecen a un ritmo inferior al normal. En caso que la enfermedad se torne crónica, el crecimiento por debajo de los registros esperados puede ser el único parámetro para detectar la enfermedad, ya que en caso de "rinitis crónicas", no siempre se observan el resto de "síntomas más clásicos" (desviación del morro, lagrimeo).

Lesiones anatomopatológicas

El grado de lesiones se evalúa examinando una sección transversal al nivel del segundo premolar, recomendándose incluso otras secciones paralelas. Las lesiones observadas más importantes son la atrofia de los cornetes nasales y el exudado de tipo catarral.

Tabla 3. Evaluación del grado de las lesiones examinando una sección transversal a nivel del segundo premolar.

Espacio de los cornetes nasales (mm)	Grado	Interpretación	Descripción
0 a 2	-1	Negativo	Estructura anatómica sin cambios patológicos aparentes.
3 a 6	0	Normal	Los cornetes llenan la cavidad nasal. Septo en posición simétrica y derecho.
7 a 9	1	Negativo	Ligera atrofia, morfología anormal del cornete ventral
10 a 12	2	Sospechoso	Atrofia leve de uno o ambos cornetes ventrales con cornetes dorsales normales o con ligera atrofia.
13 a 16	3	Atrofia Moderada	Moderada atrofia en cornetes ventrales, usualmente involucrados los cornetes dorsales.
17 a 20	4	Atrofia Marcada	Atrofia marcada de cornetes dorsales y ventrales, sustitución fibrosa de cornetes ventrales.
21 a más	5	Atrofia Severa	Pérdida completa de cornetes (solo vestigios) y/o atrofia de cornetes dorsales.

Diagnóstico

Para el correcto diagnóstico de la enfermedad se debe prestar especial atención a las manifestaciones clínicas de la enfermedad. Si la forma de rinitis que afecta a nuestros animales es PAR será mucho más sencillo el diagnóstico clínico. En una necropsia, debemos cortar el morro del animal entre el 1-2º premolar de unos 20-30 animales para detectar la atrofia de los cornetes.

Para confirmar la presencia de la enfermedad, podemos (y debemos) recurrir a la ayuda del laboratorio de diagnóstico. Hay numerosas técnicas que nos permitirán corroborar nuestra sospecha: aislamiento de los patógenos a partir de hisopos nasales, técnicas de ELISA, PCR.

Medidas Preventivas y de control

Cuando aparece un brote de rinitis lo importante es tratar a los animales con dos objetivos básicos:

- Evitar la diseminación de la enfermedad
- Evitar, en la medida de lo posible, las complicaciones que podrían sucederse.

En la práctica, la destrucción de los cornetes nasales se traduce en una insuficiente superficie de filtro de elementos no deseados que, según la gravedad del caso, van a llegar sin demasiados problemas a estructuras más internas. Entre estos elementos se encuentran partículas de polvo, gases, bacterias, virus...

Para tratar y/o prevenir esta problemática los antibacterianos que mejores resultados han demostrado son las sulfamidas (especialmente sulfametacina), clortetraciclina u oxitetraciclina.

Existen vacunas en el mercado que, aplicadas a las madres, nos permitirán controlar de una forma más eficiente la enfermedad.

Rinitis Necrótica

Definición

Se denomina rinitis a la inflamación de la cavidad nasal. Es común que la infección de la cavidad nasal se extienda a los senos; pero cada una puede ocurrir por separado.

En el caso de la rinitis necrótica (u hocico de mastín), es una enfermedad esporádica en cerdos jóvenes caracterizada por la supuración y necrosis del hocico a partir de heridas de la mucosa nasal u oral.

Etiología

Causada por *Fusobacterium necrophorum* bacteria que se aísla comúnmente de la lesión y que indudablemente contribuye a la enfermedad pero a menudo están presentes otros tipos de microorganismos. Estos entran por lesiones en el paladar, frecuentemente como resultado de cortar demasiado los colmillos.

Transmisión

Fusobacterium necrophorum es comensal de tubo digestivo de muchas especies animales. Es importante reconocer que las infecciones por anaerobios suelen deberse a sinergia bacteriana. La virulencia de *Fusobacterium* se debe a toxinas, principalmente la leucotoxina Las infecciones se dan por alojamientos antihigiénicos, permaneciendo vivo en el suelo por breves periodos (15-20 días). El microorganismo tiene poca o ninguna capacidad de invadir epitelio normal, pero en tejidos dañados por traumatismos, infección viral y maceración, se multiplica con facilidad.

Síntomas

- Tumefacción y deformación de la cara
- Estornudos.
- Descarga nasal de mal olor.
- Desechos tisulares gris verdosos.
- Lagrimeo.
- Pérdida del apetito.
- Emaciación.

En ocasiones hay afección de los ojos con lagrimeo y descarga purulenta, pérdida del apetito y emaciación.

Lesiones anatomopatológicas

En el hocico aparece tumefacción y hay deformación de la cara y a veces hemorragia y estornudos, la descarga nasal es de mal olor, en ocasiones hay afección de los ojos con lagrimeo y descarga purulenta, pérdida del apetito y emaciación. Generalmente solo 1 o 2 cerdos de la piara están afectados. Los huesos nasales y faciales están implicados en el proceso y como consecuencia la deformación facial puede ser notable.

Los cambios morfológicos iniciales se presentan en la mucosa nasal por proceso inflamatorio con destrucción de células ciliadas y caliciformes, unidas a hipersecreción de moco. Posteriormente se observa desarrollo gradual del proceso inflamatorio con hiperemia local, edema e infiltración celular. La lesión típica producida es la necrosis con formación de abscesos y olor fétido.

Diagnóstico

La rinitis necrótica se diferencia fácilmente de la rinitis atrófica por el tipo sobresaliente de la distorsión facial observada en el hocico. La rinitis atrófica no causa tumefacción debida a la desviación hacia arriba o lateral del hocico. El carácter del exudado y su localización dentro del tejido del hocico o de la cara son distintivos de la rinitis necrótica.

Medidas Preventivas y de control

Evitar lesiones en la boca y hocico, mejorar las condiciones sanitarias y cuidado en el corte de los colmillos. Si el proceso es avanzado el tratamiento no es aconsejable. Si el diagnóstico es precoz se puede tratar limpiando la cavidad con tintura de yodo y tratamiento de Sulfametacina por vía oral (Garcés, 2004).

3.1.1.3.3 Neumonía

Definición

Neumonía o neumonitis, se llama de forma convencional a los procesos inflamatorios del pulmón. El término neumonitis no es utilizado con frecuencia o se reserva para denominar los procesos inflamatorios que tienen su asiento en el intersticio intestinal (Chamizo, 2004).

La neumonía es una enfermedad importante del tracto respiratorio bajo que daña la salud animal y causa bajas en el rebaño. Puede ser menor, mientras se trate rápidamente, o desarrollar en una neumonía avanzada (Lawhorn, 2006).

Etiología

La neumonía no se manifiesta en una granja como un problema individual, habiendo factores predisponentes y factores desencadenantes, de los que dependerá la prevalencia y severidad (Anónimo, 2010).

Según Fuentes (2001), los factores predisponentes son: pobre estado inmune, sobrepoblación, administración de un biológico no adecuado, un brote severo de rinitis atrófica, cambios bruscos de temperatura, humedad excesiva; y los factores desencadenantes son: bacterias oportunistas que normalmente colonizan el tracto superior del porcino. Como ejemplo podemos citar *Pasteurella multocida, Bordetella bronchiseptica*, estas bacterias por si solas no ocasionan problemas en el animal.

Tabla 4. Factores infecciosos que involucran neumonías.

Factores infecciosos	Agente responsable
Neumonía enzoótica	*Mycoplasma hyopneumoniae*
Pleuroneumonía contagiosa porcina con 12 serotipos, cápsula, endotoxina y exotoxina	*Actinobacillus pleuropneumoniae*
Neumonía bacteriana	*Pasteurella multocida A y D*
	Streptococcus suis
	Staphylococcus aureus
	Corynebacterium pyogenes
	Salmonella cholerasuis
	Salmonella typhimurium
	Haemophylus parasuis (Enf. De Glässer)
	Actinobacillus suis
Neumonía viral	Peste porcina clásica
	Aujeszky o Pseudorrabia
	Influenza
	Síndrome Respiratorio y
	Reproductivo Porcino (PRRS)
	Fiebre aftosa
Neumonía parasitaria	Metastrongylus

Tabla 5. Factores no infecciosos que involucran neumonías.

Factores No Infecciosos	Responsable
Neumonías mecánicas	Iatrogénias
Agentes estresantes	Alimentación inadecuada
	Micotoxinas.
	Sobrepoblación.
	Frío, calor, cambios bruscos.
	Humedad.
	Mezcla de cerdos.

Para realmente llegar a saber qué es lo que está ocasionando el problema, es necesario conocer realmente la historia clínica de la granja, qué manejo se le da a los animales, qué registros llevan para saber la magnitud del problema, qué calendario de vacunación y qué antibióticos se están administrando.

Además, saber si se han realizado aislamientos de laboratorio. Todo esto nos ayudará a saber cómo, cuándo y por dónde entró el problema. Con esto podremos controlar, prevenir y probablemente erradicar el problema, o en el peor de los casos nos ayudará a convivir en la forma más económica con el problema (Lobo, 2005).

Síntomas

Según Palencia (1998) y Doetinchem (2010), las neumonías en general cursan con los siguientes síntomas:

- Tos y fiebre.
- Disnea.
- Deshidratación.
- Inapetencia.
- Descargas oculares y nasales.
- Pérdida de condición corporal.
- Agrupamiento.

Prevención y control

Cada día se cuenta con biológicos y antibióticos más eficientes y seguros, capaces de reducir mortalidad, morbilidad, lesiones, signos clínicos, mejorar las conversiones alimenticias y disminuir la circulación de virus, bacterias u otros parásitos. Estos productos deben ser aplicados correctamente y deben ser considerados como herramientas para resolver problemas sanitarios. Siempre deben usarse conjuntamente con la aplicación correcta de medidas de bioseguridad, mejoramiento medio ambiental y capacitación del personal responsable de los animales. Es fundamental llevar registros eficientes para evaluar la productividad y la magnitud de cualquier problema sanitario (Universo Porcino, 2009).

Los registros nos ayudan a saber si los cambios en el manejo o el uso de un determinado producto fue el adecuado para controlar o prevenir un problema sanitario específico (Dea *et. al.*, 1992).

Influenza porcina (gripe porcina)

Historia

La "influenza delle stelle" o influencia de las estrellas, es el término que se utilizó en Italia en el siglo XV, para describir a una de las primeras epidemias respiratorias que se presentan en el ser humano (1,2). No es una enfermedad que afecte exclusivamente a nuestra especie, ya que a lo largo del tiempo, el virus se ha adaptado a nuevos hospedadores como son aves silvestres, mamíferos marinos (3), caballos y en modo peculiar al cerdo (MVZ - Influenza Porcina).

El virus de la influenza porcina clásico (virus de la influenza H1N1 tipo A) fue aislado por primera vez en un cerdo en el año 1930. Desde diciembre del 2005 hasta febrero del 2009, se han reportado un total de 12 casos de infecciones de influenza porcina en seres humanos en 10 estados de los Estados Unidos. Desde comienzos de marzo del 2009, se han confirmado en EE UU, mediante pruebas de laboratorio, un total de 5 casos de infección por este virus. Recientemente se han detectado casos en México. Estos virus pueden propagarse entre los cerdos durante todo el año, pero la mayoría de los brotes infecciosos ocurren en los meses finales del otoño e invierno, al igual que los brotes en las personas.(INFLUENZA PORCINA O GRIPE PORCINA)

Definición

Es una enfermedad respiratoria que posee una alta transmisibilidad pero muy baja mortalidad y de corto curso clínico. Actualmente se encuentra en muchos países de Europa y Asia. En América está presente en USA.

Etiología

Este RNA virus pertenece a la familia Ortomyxovirus (A, B y C), los cuales poseen antígenos H (hemoaglutinantes) y N (neuroaminidasa). Varias cepas han sido aisladas, aunque la más común es la HIN1.

Transmisión y patogenia

El virus penetra por vía aérea y se multiplica en el epitelio pulmonar con extensión al septo alveolar. La necrosis focal del epitelio es inmediatamente restituida por la hiperplasia de células vecinas, que garantizan un curso clínico corto y escasa mortalidad. Puede producirse posteriormente una viremia y pasar el virus al feto en las cerdas gestantes. Sin embargo, la gravedad de las lesiones dependerá de la acción concurrente de otros agentes por el pulmón donde se destacan: larvas de áscaris, el virus de la Enfermedad de Aujeszky, *H. Parasuis* y *P. Multocida*.

El virus se difunde por vía aérea entre los cerdos afectados y sanos (aerosol y gotas) ya que el virus posee poca resistencia en el medio. La inmunidad maternal puede durar hasta los 4 meses de edad. La epizootia se origina mediante la introducción de portadores, principalmente en la época de invierno. Las aves y otros animales pueden introducir el virus en los rebaños. El hombre también puede representar un gran papel en la difusión de la enfermedad al sufrir la enfermedad por algunas cepas.

Síntomas

El brote generalmente se extiende a todos los animales de la granja con gran rapidez, demostrándose por fiebre alta, apatía, postración, eritemas cutáneos, estornudos, tos, secreción nasal y lacrimal. La mortalidad no debe exceder el 2 %. El aborto puede ocurrir en la segunda mitad de la gestación. La fertilidad puede reducirse hasta en el 50 %.

Lesiones anatomopatológicas

La muerte es rara en casos no complicados. Las lesiones se limitan al pulmón demostrándose bronconeumonía catarral (lóbulos apicales y cardíacos principalmente). La Mucosa bronquial está muy hiperémica con exudado catarral. A pesar de las lesiones bronquiales y alveolares se desarrolla microscópicamente por la acción viral la neumonía intersticial.

Diagnóstico

El comportamiento explosivo y la baja mortalidad de la enfermedad, junto a los síntomas y lesiones y otras características epizootiológicas son suficientes para su diagnóstico en áreas enzoóticas. La comparación de sueros pareados (3–4 semanas) es de gran utilidad diagnóstica. Los niveles de anticuerpos pueden evaluarse por inmunodifusión, inhibición de la hemoaglutinación. El aislamiento virológico puede ser intentado durante los 5 primeros días del proceso. La detección de antígenos en tejidos puede intentarse de exudados nasales y pulmonares o de secciones de tejidos pulmonares mediante IFD.

Medidas Preventivas y de control

La vacunación se utiliza como medio de protección en áreas endémicas. Hoy se prefieren las realizadas con subunidades antigénicas a las de virus vivo. El tratamiento con antibióticos sólo se utiliza en caso de complicaciones bacterianas. Se han utilizado métodos radicales para su erradicación pero son muy costosos.

Neumonía enzoótica

Historia

Entre 1933 y 1936, Kobe (24,25,26), reconoció y describió otra enfermedad respiratoria del cerdo a la que denomino "Ferkelgrippe". Este término significa Influenza del lechón y contribuyo a que durante varios años no se diferenciara entre esta enfermedad y la influenza descrita por Shope. Entre 1948-1949, Pullar: (27,28,29,30), finalmente fue capaz de diferenciar estas dos enfermedades, confirmando que la nueva enfermedad podía ser transmitida por filtrados libres de bacterias de los pulmones afectados. Estos hallazgos fueron confirmados por Gulrajani y Beveridge (31), que también encontraron que la "Influenza del cerdo" era prácticamente inexistente en Europa, donde la mayoría de los problemas respiratorios correspondían a esta otra afección que más tarde se denominó Neumonía Enzoótica.

Definición

Es una enfermedad contagiosa caracterizada por la presencia de síntomas respiratorios y escasa mortalidad, de amplia distribución mundial y que conduce a grandes pérdidas económicas.

Etiología

Es producida por el *Mycoplasma hyopneumoniae*, microorganismo muy pleomórfico que en extensiones con Giemsa posen formas cocoides, anilladas, triangulares, etc. Es poco resistente en el medio.

Transmisión

Ocurre principalmente por la inhalación de aerosoles provenientes de cerdos infectados, aunque el contacto directo también puede jugar cierto papel. Los microorganismos inhalados, se distribuyen por todo el epitelio de la traquea y del árbol bronquial, uniéndose a los cilios epiteliales. Estos se desprenden y las células epiteliales degeneran. Aunque el microorganismo no suele penetrar dentro de la célula, éste elabora una citotoxina que tiene efecto sobre la membrana celular de la célula epitelial. Todo esto conduce a una deficiente limpieza del árbol bronquial con acumulación de secreciones y consolidación de los lóbulos anteriores de los pulmones. El desarrollo de la lesión pulmonar puede extenderse de semanas a meses. La producción de anticuerpos puede durar hasta el año aproximadamente y pasivamente por el calostro durante 30 días. Las infecciones secundarias, principalmente por *Pasteurellas, M. hyorhinis, H. Parasuis y A. pleuropneumoniae* crean complicaciones muy graves.

Se transmite por la vía aérea o por contacto entre animales enfermos y sanos, por lo que los portadores juegan un gran papel al inicio de la infección. Los cerdos jóvenes suelen infectarse de sus madres. Las ropas, los alimentos y la presencia de reservorios en otros animales no parecen tener gran importancia. El virus puede viajar por el aire bajo ciertas condiciones hasta alrededor de 3km

Síntomas

El curso de la enfermedad tiende a la cronicidad. Los síntomas se caracterizan en cerdos lactantes por diarrea y tos seca. Frecuentemente pueden existir estornudos. La tos puede extenderse hasta por varios meses dentro de la masa afectada. En casos de infecciones secundarias los síntomas respiratorios suelen empeorar, principalmente en la preceba. La pérdida de la uniformidad del lote es algo común en esta enfermedad. La conversión puede llegar a afectarse hasta en un 15% y la mortalidad al 1%

Lesiones anatomopatológicas

Las lesiones suelen ser encontradas accidentalmente al sacrificio o tras la muerte producida por otras causas. Las lesiones son propias de una bronconeumonía (lóbulos anteriores y ventrales) aunque puede alcanzar la parte anterior del diafragmático. Generalmente de color gris rosado, con superficie de corte bastante seca. Microscópicamente se caracteriza por la hiperplasia linfocitaria peribronquial y peribronquiolar. En los alvéolos predominan los macrófagos y la hiperplasia de los neumocitos tipo 2. Las áreas de atelectasia suelen ser numerosas. El agente suele ser observado en extensiones pero no puede clasificarse de otros micoplasmas. Los aislamientos microbiológicos son difíciles por la competencia de otros microorganismos. La IFD es muy útil para el diagnóstico, ya sea de extensiones de áreas neumónicas o por el estudio de secciones de tejido. El PAP también ha dado buenos resultados en tejidos fijados y parafinados.

Diagnóstico

La presencia de neumonías crónicas en el rebaño, de escasa mortalidad y mala conversión, apoyado por las lesiones pulmonares pueden ayudar a establecer el diagnóstico. La confirmación es necesaria en áreas libres, para lo cual se usa: El cultivo del microorganismo y su detección por IFD. La detección del antígeno en tejidos por IFD, PAP, PCR y ELISA. Para la detección de anticuerpos se prefiere el ELISA, aunque puede usarse la RFC. Los anticuerpos pueden aparecer 10 días después de la infección y durar por 80 días.

Medidas Preventivas y de control

Una vez establecida es difícil de eliminar con el tratamiento medicamentoso. La tetraciclina, tiamulina y las floxacinas se han utilizado con buenos resultados preventivos y curativos, tanto en el agua como en los alimentos.

 El control debe orientarse desde diferentes ángulos. El método todo dentro todo fuera con desinfecciones profundas es muy recomendado. Es importante mantener una ventilación adecuada y mantener bajas densidades de animales. En áreas enzoóticas se utiliza la vacunación con microorganismos muertos o partes de él. El mejor momento parece ser de 3 a 5 semanas de vida. La erradicación suele ser muy costosa después de aparecida y se recomienda el sacrificio sanitario con la repoblación como vía más económica.

Pasteurellosis

Definición

Son muy pocas las especies de animales domésticos y silvestres, incluyendo a mamíferos y aves, que escapan a la infección de bacterias del género Pasteurella, infecciones a las que se han dado en llamar Pasteurelosis. Con variantes que le son propias, las Pasteurelosis provocan estados patológicos de importancia en bovinos, porcinos, aves y conejos, en especial.

Es una enfermedad bacteriana que se caracteriza por bronconeumonía y evoluciona ocasionalmente, con pericarditis y pleuritis, afectando generalmente a cerdos mayores de un año.

Etiología

El agente causal en las *Pausterella multocida* que produce bronconeumonía exudativa algunas veces con pleuritis y pericarditis. Puede ocurrir una neumonía primaria, fibrinosa causada por pasteurellas sin conexión epidemiológica con la neumonía micoplásmica o de otros tipos. Tanto en la forma primaria, como secundaria se desarrollan lesiones toráxicas crónicas y poliartritis.

Pijuan et al, (1987) plantea que en cerdos se observa una complicación de neumonía micoplásmica y el *Actinobacillus pleuroneumonae* que también pueden ocasionar cambios en los pulmones que progresan a la enfermedad causada por la Pasteurella.

Síntomas

Signos clínicos de fiebre, disnea y cianosis sin compromiso entérico, sugieren una condición de neumonía. Esta infección bacteriana puede ser subclínica o asociada con neumonía y septicemia de diferente intensidad, que producen muertes de los animales y una menor tasa de crecimiento.

Las neumonías asociadas a P. multocida son usualmente consideradas como secundarias a la neumonía enzootica por Micoplasmas, Haemophilus pleuropneumoniae o H. parasuis o infecciones virales.

En la forma aguda: los cerdos muestran disnea y respiración abdominal dificultosa, tos, descargas nasales no muy abundantes, fiebre de 40 - 41.1 °C, se puede observar respiración bucal, cianosis de las extremidades y los ruidos pulmonares son, por lo general, fuertes.

La forma crónica o Pasteurelosis subaguda: la neumonía es menos severa, pero persisten la tos y la fiebre.

Lesiones anatomopatológicas

Los hallazgos post - mortem: frecuentemente el cadáver está congestionado y existe presencia de espuma en la tráquea. El edema que se observa al corte del tejido pulmonar es evidente. Se observa una neumonía exudativa; áreas atelectásicas son observadas en los lóbulos pulmonares anteriores y, en casos graves, también en los lóbulos diafrágmaticos. Por lo general, se observa una pleuresía fibrinosa.

Diagnóstico

Hallazgos de la necropsia a partir de las lesiones. Las cepas no toxigénicas de tipo A y B son los aislamientos predominantes en caso de neumonía. Las cepas toxigénicas de *P. multocida* en presencia de *Bordetella bronchiséptica* se asocian actualmente con rinitis atrófica.

Medidas Preventivas y de control

El control de la forma neumónica secundaria se basa en general en la prevención o control de la neumonía micoplásmica. Se indica el tratamiento precoz con antibióticos o con antibióticos combinados con sulfamidas para todas las formas de la enfermedad (Enfermedades neumónicas del cerdo, 2003)

Los animales afectados pueden ser tratados en forma individual con diversos antibióticos; y con posterioridad los grupos de cerdos del mismo espacio aéreo deben ser medicados a través del agua con derivados solubles de los productos. Este tratamiento debe ser lo más rápido posible a fin de reducir la contaminación del medio ambiente.

El Síndrome Respiratorio y Reproductivo del Cerdo (SRRP)

Historia

El Síndrome respiratorio y reproductivo porcino (SRRP), es una enfermedad infecciosa de origen vírico y considerado en la actualidad como uno de los problemas más importantes del sector porcino mundial. Las manifestaciones clínicas están relacionadas principalmente con trastornos reproductivos en cerdas gestantes y problemas respiratorios en cerdos de todas las edades (lechones, recría y cebo). Entre las características más importantes de esta enfermedad destaca su alta capacidad de infección y transmisión. Una vez presente en una explotación el PRRS tiende a permanecer indefinidamente.

En 1987 un síndrome hasta entonces desconocido, causó pérdidas de producción importantes en las explotaciones porcinas de los Estados Unidos. En los años siguientes este síndrome se extendió por las regiones de producción porcina más importantes de Norteamérica y Canadá.

En Europa, una epidemia de las mismas características, durante el invierno de 1990/91 ocasionó unas pérdidas estimadas en más de un millón de cerdos. Posteriormente se extendió por todo el mundo, convirtiéndose en una enfermedad endémica en la gran mayoría de los países con una producción industrializada de ganado porcino. En España, los primeros focos de la enfermedad se observaron clínicamente a finales de 1990, en explotaciones de cerdas reproductoras próximas a granjas de cerdos de engorde importados de Alemania, confirmándose en una explotación de Huesca en enero de 1991.

Estudios epidemiológicos retrospectivos realizados en EE.UU, Canadá, Asia, y Europa sobre bancos de sueros obtenidos de distintas explotaciones porcinas han demostrado la presencia de este agente infeccioso desde 1979 en Canadá, 1985 en EE.UU, y Corea del Sur (en cerdos importados) y 1988 en Japón y Alemania.

La enfermedad fue conocida en sus orígenes como "enfermedad misteriosa del cerdo", "aborto azul", "enfermedad de la oreja azul", etc. En 1991 una Comisión de Expertos sugiere como denominación más idónea "Porcine Reproductive and Respiratory Syndrome" (SRRP), que ha sido adoptada internacionalmente. El síndrome SRRP es causado por un virus identificado en 1991 por Wensvoort y cols., en Holanda, conociéndose esta cepa europea como Virus Lelystad. En los Estados Unidos el agente, reconocido como VR-2332, fue aislado por Benfiel y colaboradores.

Etiología

El SRRP está producido por un virus RNA con una envuelta lipídica de 50-60nm, clasificado junto al virus de la Arteritis vírica equina en la familia Arteriviridae. Existen diferencias antigénicas y genéticas entre los diferentes aislamientos del vSRRP, especialmente entre los europeos y americanos. Por ejemplo, la homología entre los virus Lelystad y VR-2332 es aproximadamente del 65%.

Muy poco después de la aparición de la primera epidemia en Estados Unidos, la enfermedad se detecta en Europa. Inicialmente se supuso que este brote europeo tuvo como origen Estados Unidos aunque no se ha podido establecer definitivamente una relación epidemiológica entre las infecciones en ambos continentes. Los resultados de recientes estudios moleculares parecen desligar los brotes americanos y europeos. Como consecuencia de esta diversidad genética, las cepas europeas y americana presentan ciertas diferencias en lo que se refiere a sus características antigénicas. En conclusión, las cepas europeas y americanas son tan diferentes en sus parámetros genéticos y antigénicos que deben pertenecer a dos subpoblaciones distintas originadas por un antecesor vírico común. Las dos subpoblaciones habrían evolucionados en dos direcciones diferentes bajo la influencia de la selección local. También se ha constatado un poder patógeno muy variable entre diferentes aislamientos, lo que explicaría la variedad de cuadros clínicos descritos.

Patogenia y Transmisión

Los cerdos y los jabalíes son los únicos animales conocidos que experimentan la infección natural por el vSRRP. Se detectó la infección natural en los jabalíes, indirectamente, por un control seroepidemiológico. Sin embargo, no existe informe alguno sobre los signos clínicos de la infección del vSRRP en jabalíes ni sobre su potencial papel en la transmisión de la enfermedad a los cerdos domésticos.

El principal modo de transmisión del vSRRP es el contacto directo con un cerdo infectado, en donde el virus puede persistir bastante tiempo. La transmisión entre diferentes especies es una posibilidad a la que han prestado mucha atención los científicos involucrados en el estudio de esta enfermedad. Se observó que las aves (sobre todo los patos), eran capaces de hospedar el virus tras una infección experimental. Esta enfermedad en las aves permanecía a nivel subclínico aunque sus heces podían ser una potencial fuente de infección durante al menos 24 días. El papel de las aves en la aparición y difusión del vSRRP necesita una investigación más profunda. No se han encontrado otras especies susceptibles al vSRRP. Aunque los roedores están siempre asociados a las explotaciones porcinas, no se ha podido infectar a estos animales de una forma experimental.

Fuentes de virus

La infección de animales susceptibles conduce a la eliminación del VPRRS por distintas vías incluyendo: secreciones nasales, saliva, semen, heces, orina y secreciones de la glándula mamaria que constituyen una fuente de infección para otros animales.

Las secreciones nasales son una fuente importante de virus durante la fase aguda de la infección. Las secreciones orofaríngeas pueden ser relevantes en la fase crónica.

No se conoce la importancia que puede tener en la transmisión la eliminación en la orina. Las secreciones de la glándula mamaria no parecen jugar un papel decisivo en la transmisión. La eliminación en heces podría jugar un papel fundamental en la transmisión en granja, por la alta frecuencia de eliminación.

La presencia del PRRS en el semen supone el riesgo epidemiológico de extensión de la enfermedad a granjas negativas a través de la compra de semen.

Información complementaria:

- No existe ningún indicador fiable que permita predecir la presencia del virus en muestras de semen salvo que provenga de un origen negativo.

- Un verraco virémico puede eliminar el virus en el semen pero también puede no hacerlo.
- Un verraco seropositivo puede o no eliminar el virus en el semen.
- Una muestra de semen negativa por RT-PCR sólo significa que es poco probable que esa muestra en particular contenga virus pero no nos dice nada de otras recogidas.

Síntomas

Estos signos se pueden agrupar en dos grandes entidades patológicas distintas. Por una parte merecen especial atención las alteraciones reproductivas y por otras los síntomas respiratorios observados sobre todo en lechones, cerdos destetados y animales en cebo. Estos últimos han aumentado considerablemente en estos últimos años, no por la infección del propio virus sino por la inmunosupresión que produce en los cerdos a nivel pulmonar, que ha hecho aumentar claramente la virulencia de infecciones tales como Pleuroneumonía, Aujeszky, micoplasmosis, meningitis estreptocócica, etc.

Alteraciones observadas en cerdas reproductoras:

• Inapetencia en el 8-10% y con fiebre moderada en algunas cerdas

• Agalaxia en un elevado número de cerdas, del orden del 30%

• Abortos a mitad de gestación, en el 2-3% de las cerdas

• Partos prematuros en un 18-20% (107-112 días).

• Orejas, vulva y bajo vientre con cianosis

• Muerte súbita en 1'5% de reproductoras

• Secuelas reproductivas: aumento del intervalo destete-cubrición fértil, incremento de las repeticiones a celo (25-30%) y disminución de la fertilidad (más o menos del 50%); suelen estar presentes durante 4 meses o más.

 Sin embargo en la actualidad, incluso cuando afecta a explotaciones que nunca han padecido la enfermedad, la presentación clínica es menos aparatosa, sólo anorexia con hipogalactia, aumento del número de repeticiones de celo y en general disminución de la fertilidad. También, es de más corta duración, unas 3-4 semanas. En algunas granjas cada 3-6 meses hay recidivas.

Procesos respiratorios

> Lechones (paridera): Aumento de la mortalidad neonatal, lechones nacido débiles y momificados, mortalidad en lactación superior al 40%, disnea en un 10% de los lechones y edema palpebral incluso craneal.

➢ Cerdos destetados: Uno de los mayores problemas que se están dando en el SRRP, es el aumento del número de bajas en cerdos en transición. En general son explotaciones de un número de bajas normal en la sala de maternidad, pero que al destetar a los animales (entre la 2ª y 3ª semana postdestete) algunos a veces un número importante de cerdos presentan: erizamiento del pelo, progresivo adelgazamiento, algunas diarreas, síntomas nerviosos y sobre todo cuadros respiratorios.

➢ Cerdos de recría y cebo: En estos animales juega un papel muy importante los sistemas de producción (ciclos cerrados, cebaderos industriales, etc.). Se puede comprobar un fuerte incremento de bajas debidas a problemas respiratorios, como consecuencia de la asociación del virus (inmunosupresor a nivel pulmonar) con otros agentes respiratorios, fundamentalmente, *Mycoplasma hyoneumoniae, Actinobacillus pleuroneupmoniae* y *Streptococcus suis* constituyendo, por la sinergia y potenciación de estos, el denominado Complejo respiratorio porcino.

Lesiones anatomopatológicas

Hay muy pocas lesiones post-mortem asociadas con PRRS, la mayoría de los signos se refieren a infecciones secundarias. Histológicamente la lesión más significativa es neumonía intersticial y falta de espacios de aire La enfermedad mata selectivamente a los macrófagos pulmonares, esenciales para la defensa del pulmón.

Diagnóstico

Diferencial: Las manifestaciones clínicas del PRRS son variables existiendo muchos factores que dificultan el correcto diagnóstico de la enfermedad. La forma subclínica de la enfermedad (endémica) es frecuente en las explotaciones no existiendo, a menudo, claros síntomas clínicos que aseguren la ausencia de enfermedad.

En el diagnóstico de esta enfermedad deben de considerarse los siguientes factores: Historial de la explotación, signos clínicos y lesiones, registros de producción, serología y detección del virus. En general se debe de sospechar de la enfermedad cuando existen signos clínicos de enfermedad respiratoria y/o insuficiencia reproductiva y/o bajo rendimiento productivo.

En una fase clínica clara de la enfermedad, la duración de la misma puede variar entre 1-4 meses o más tiempo ya que depende de la velocidad con la que se transmite la enfermedad dentro de la explotación (influida por el diseño de la explotación, movimiento de animales dentro de la misma y sistema de producción utilizado).

Laboratorial:

- Muestras a remitir para el diagnóstico: suero, sangre con anticoagulante (EDTA), tonsilas, pulmón, ganglios linfáticos, corazón, riñón, bazo, hígado.

- Aislamiento del virus: Para llevarlo a cabo con éxito es necesario, utilizar cultivos celulares adecuados. Los que han dado mejores resultados son: Macrófagos alveolares porcinos (MAP) y líneas celulares continuas (CL 2621 o MARC 145). Ninguno de ellos ha demostrado ser válido por sí solo para todas las cepas de virus SRRP, por lo que se aconseja utilizar simultáneamente MAP y una de las dos líneas continuas. La confirmación se realiza por medio de un antisuero políclonal o monoclonal marcado con peroxidasa (inmunoperoxidasa) o fluoresceína (inmunofluorescencia) sobre el cultivo infectado.

- Detección de antígeno vírico: En fluidos corporales o en tejidos (frescos o fijados en formol al 10%). Puede usarse inmunofluorescencia, inmunoperoxidasa y PCR, especialmente para muestras de semen.

- Serología: Demuestra la exposición previa al virus y resulta útil para elaborar estrategias de control.

Las pruebas más usadas son ELISA y seroneutralización, con algunas diferencias en cuanto a sensibilidad y especificidad entre ellas. El número de muestras necesario para detectar la infección depende del tamaño de la población y de la prevalencia que esperamos encontrar de acuerdo con la historia clínica previa. Se pueden encontrar diferentes situaciones, por lo que el número y elección de animales puede variar en cada caso.

Medidas Preventivas y de control

Las medidas que vayan a adaptarse dependerán de la situación epidemiológica del SRRP en cada granja. El objetivo que debe perseguirse para el control del SRRP es evitar la recirculación vírica estabilizando la población. Son posibles una o varias estrategias de control; el veterinario debe decidir los pasos a seguir de acuerdo con los datos que obtenga de la granja.

- Cierre de la granja: Cesar la introducción de cerdas de reposición durante un periodo de 4 meses. Seleccionar los reemplazos de la propia granja e introducir al mismo tiempo el número suficiente de cerdas para la reposición de los 4 meses siguientes.

- Cuarentena para la reposición: Antes de reiniciar la entrada de nuevos animales, poner a punto unas instalaciones (fuera de la granja o dentro, pero sin compartir espacio aéreo) en las que se pueda realizar el aislamiento y adaptación previos durante un periodo de 30-60 días.

- Cambio de manejo postparto: Reducir la exposición y diseminación de virus del SRRP desde la sala de partos a los destetes. No realizar adopciones después de las 24 horas de vida Estrictos movimientos todo dentro/todo fuera. No emplear cerdas nodrizas. Minimizar el manejo de lechones.
- Despoblación de la transición: Cuando mediante un perfil serológico se ha puesto en evidencia la existencia de SRRP en postdestete y se ha confirmado que el virus no circula en las reproductoras ni en el cebo, el siguiente programa ha dado buenos resultados:

- Despoblar los destetes.
- Lavar y desinfectar las instalaciones 3 veces (agua a 90°C y alternar el formaldehido y el fenol), vaciando las fosas y haciendo correr el agua entre cada ciclo.
- Mantener las instalaciones vacías un mínimo de 3 días antes de reutilizarla.

  - Vacunación: Estimular una respuesta inmune en reproductoras y/o en lechones al destete o en el engorde. Existen en el mercado varias vacunas inactivadas y atenuadas. Actualmente se disponen de vacunas comerciales vivas atenuadas e inactivadas, que utilizan como inmunógenos cepas americanas o Europeas. Estas vacunas reducen en mayor o menor grado los síntomas clínicos de la enfermedad y la duración de la viremia, pero no evitan la infección por el virus de campo.

Existen variaciones en cuanto a la eficacia de estas vacunas, que son principalmente debidas a la cepa de virus PRRS que esté circulando en la explotación, la situación epidemiológica, el tipo de animales alojados, los procedimientos de manejo empleados, etc. En la actualidad se continúa trabajando para el desarrollo de nuevas vacunas más eficaces que eviten los problemas derivados de la gran diversidad existente entre los diferentes aislados virales de PRRS.

Enfermedades del sistema nervioso

Enfermedad de Teschen

Historia

La enfermedad fue diagnosticada por primera vez por Trefay y Klonask (1930-1931) en Checoslovaquia.

Como consecuencia de la Segunda Guerra Mundial se extendió a los países vecinos, por ejemplo, Alemania, Austria, Polonia, Yugoslavia y también se extendió a Hungría, fundamentalmente en las zonas oeste y noroeste del país. En los últimos años ha disminuido considerablemente su extensión motivado por las medidas de control establecidas.

Definición

La enfermedad de Teschen fue la primera enfermedad viral identificada como específica del sistema nervioso central del cerdo, la cual se caracteriza por una encefalomelitis con tremores, paresia y hasta convulsiones.

Etiología

Según los estudios el agente causal de la enfermedad de Teschen es un Anterovirus con propiedades neutrópicas con características de una poliencefalomielitis, el cual se multiplica sobre todo en las células epiteliales del tubo digestivo y se encuentra en grandes cantidades en las heces fecales intestinales y en el sistema nervioso central. El virus se multiplica en cultivo de tejido, fundamentalmente en células renales de origen porcino produciendo en los mismos un efecto citopatogénico muy característico. Serológicamente pertenece al grupo 1 C.P.E. (serogrupo 1) de los enterovirus.

El agente es bastante resistente, resistiendo la desecación de la luz solar hasta algunas semanas, aunque se mantiene viable un mayor tiempo a la oscuridad. Por el calor y la formalina al 2% se destruye rápidamente.

Son susceptibles el cerdo doméstico y los jabalíes a la infección natural, mientras que artificialmente se logra transmitir la enfermedad por diferentes vías, pero con mayor seguridad por inoculaciones intracerebrales e intra nasales en lechones de 8-20kg de peso. La importancia de la diseminación y/o transmisión de la enfermedad se realiza a través de los animales enfermos que se encuentran en el período de incubación o que mantienen una infección latente, así como los animales recientemente restablecidos. También juegan un papel de importancia en la diseminación de la enfermedad de Teschen los materiales contaminados, entre ellos las carnes, las personas (sus ropas, calzados), así como también otros implementos que se emplean en el manejo y atención a los animales.

Patogenia y Transmisión

La infección en las condiciones naturales ocurre por vía oral. El virus en la primera fase de la enfermedad se multiplica en las células epiteliales del tubo digestivo (íleon e intestino grueso) y de aquí llega a la corriente sanguínea y se disemina por todo el organismo para por fin albergarse en el sistema nervioso central (encéfalo y médula espinal). Esta patogenia es muy similar a la poliomielitis en los humanos.

El período de incubación está en dependencia de la cantidad del material virulento, la edad de los animales, siendo más susceptibles los jóvenes, así como de la resistencia específica de los cerdos infectados, aunque generalmente oscila entre 4-29 días.

Síntomas

Se reconocen dos formas del padecimiento. Una forma severa denominada Teschen y una benigna conocida como Talfan.

Las manifestaciones clínicas iniciales son: disminución del apetito, fiebre, ligera incoordinación en los movimientos; siguiendo a este período un estado de excitabilidad y aparece una rigidez de las extremidades. En los casos graves, se observan temblores, nistagmo y convulsiones. En el momento de aparecer la parálisis, los animales pueden sentarse sobre el tren posterior, en actitud de perro sentado o se caen sobre un lado, por lo que se aprecia la incapacidad e imposibilidad para la marcha. El curso de la enfermedad puede ser agudo por lo que sobreviene la muerte, en estos casos el complejo sintomático acontece en unos 3-4 días después de su comienzo, aunque a veces los lechones enfermos sobreviven hasta varios meses. La mortalidad generalmente es alta.

Lesiones anatomopatológicas

En los cerdos muertos o sacrificados por la enfermedad de Teschen no se encuentran alteraciones macroscópicas de valor diagnóstico. Las alteraciones específicas pueden ser valoradas como la congestión meníngea, de la mucosa nasal y entérica.

El examen histológico es decisivo, comprendiendo lesiones de polioencefalomielitis. Es característico el infiltrado linfocitario perivascular en forma focal junto con movilización grial muy intensa. En algunos lugares o zonas las leptomeninges están infiltradas por células inflamatorias. Muy característico es el que las lesiones son localizadas, primariamente en la sustancia gris del encéfalo y la médula espinal. En el encéfalo están afectadas fundamentalmente la porción central, el cuerpo cuadrigémino, el Puente de Valario, estando menos afectadas las partes superficiales. En el cerebelo la capa de células de purkinje muestran lesiones muy graves y características. En la médula espinal están lesionadas las astas ventrales de la médula oblongada y otras partes de la médula, de manera más llamativa en las porciones lumbar y cervical.

La reacción fundamental del tejido nervioso ante la infección por el virus de la enfermedad de Teschen es la perivasculitis y la neuronofagia como consecuencia de los procesos de degeneración progresiva. La infiltración perivascular en su mayor parte por linfocitos que se depositan en las especies de Virchow- Robin, aunque a veces se observan aumentos del número de células plasmáticas, eosinófilos y neutrófilos, la forma de reacción se designa como infiltración perivascular o manguitos perivasculares.

La neuronofagia es la lesión más característica en la sustancia gris. Son formaciones de pequeñas células mononucleares (células gliales) en la zona de las neuronas. En el centro de algunos focos observamos sombra o restos de las neuronas o sus fragmentos. Estos focos se denominan como focos neuronofágicos o focos gliales.

 El virus ataca en primer lugar a las células nerviosas, las células grandes del centro de las astas ventrales de la médula, las células de Purkinge, células de la capa molecular del cerebelo, representando las alteraciones más llamativas y características del proceso.

Diagnóstico

El diagnóstico de la enfermedad de Teschen se puede establecer sobre la base de la situación epizootiológica, el curso clínico, los hallazgos negativos en el examen macroscópico y las lesiones típicas en el sistema nervioso central, además de las investigaciones virológicas, entre ellas la prueba biológica o prueba de patogenicidad en conejos, dado que a su vez descarta la enfermedad de Aujeszky.

Desde el punto de vista del diagnóstico diferencial tenemos que tomar en consideración todas las enfermedades en los cerdos que cursan con manifestaciones o trastornos del sistema nervioso central; así por ejemplo, la enfermedad de Aujeszky, peste porcina clásica, fiebre porcina Africana, la rabia, meningoencefalitis bacterianas, encefalitis parasitaria, intoxicación por cloruro de sodio y otras.

Medidas Preventivas y de control

En la mayor parte de los países la lucha y control para con la enfermedad se establece sobre la base del sacrificio de los animales afectados y sus contactos, sospechosos en este caso de infecciones, impidiendo la permanencia de los portadores del virus.

La enfermedad de Teschen pertenece a las enfermedades de declaración obligatoria y en nuestro país por su condición de libre de las mismas y representar una enfermedad exótica con mayores justificaciones, así como normas de policía veterinaria para estos casos. En algunos países se utiliza con éxitos la vacunación, con virus viro atenuado.

Enfermedad de Aujeszky

Historia

Desde su descubrimiento en el año 1902 en Hungría hasta los momentos actuales se le confiere una importancia económica por las pérdidas que ocasiona debido a la alta mortalidad en los rumiantes, en cerdos lactantes y destetados, en el perro y el gato, a las pérdidas de peso en los cerdos adultos y a los abortos que causa en hembras gestantes y a la agalactia de las puercas en lactación, así como a la predisposición de los animales afectados a padecer complicaciones pulmonares, entre ellas, la neumonía enzoótica.

 La enfermedad de Aujeszky ha sido diagnosticada en todos los países del mundo donde se crían cerdos en forma intensiva, indicándonos la amplia distribución mundial o igualmente la gran importancia económica y epizootiológica, principalmente en los cerdos, por las pérdidas en animales como consecuencia de la elevada mortalidad y el elevado costo que ocasionan las medidas profilácticas y de control.

 En la mayor parte los países, sobre todo los del centro y este de Europa, la enfermedad de Aujeszky tiene una importancia particular para los cerdos, en los cuales reviste un carácter enzoótico, con un elevado potencial de difusión en las grandes unidades industriales produciendo alta mortalidad en los lechones antes del destete, mientras en los lechones después del destete o en los de ceba la enfermedad tiene una evolución clínica algo más benigna con recuperación espontánea en la mayor parte de los casos. En las restantes especies la enfermedad adopta formas epizoóticas esporádicas, aunque con una evolución clínica aguda y grave, conduciendo generalmente a la muerte.

 Se ha observado en los últimos años una tendencia ascendente a su difusión a otras partes del continente europeo y a nivel mundial, por lo que representa un serio problema en países como España, Bélgica, en los Estados Unidos de Norteamérica, donde su presentación frecuente y la alta mortalidad que manifiesta comprometen gravemente la producción porcina.

En nuestro país se conoce su presencia a partir del año 1956, sin embargo, no adquiere una verdadera importancia epizootiológica hasta hace unos pocos años, como consecuencia de las importaciones de cerdos de Canadá y la intensificación en los sistemas de producción para la especie porcina, sin que se le confiera verdadera y real importancia para otras especies, aunque sin dejar de tener en cuenta el peligro potencial que la presencia de esta enfermedad en los cerdos representa, reconocido como portador natural del virus; un riesgo epizoótico para las restantes especies de animales domésticos y silvestres.

Definición

Es una enfermedad causada por un herpes virus y que en el cerdo se caracteriza por síntomas nerviosos y respiratorios, fiebre y que frecuentemente conduce a la muerte en cerditos jóvenes. En animales adultos suele ser inaparente o conducir al aborto y cría muerta.

Etiología y Transmisión

El virus de la enfermedad Aujeszky pertenece al grupo Herpesvirus (SHVI). Un aspecto de suma importancia en la práctica diagnóstica es el que las repetidas descongelaciones y congelaciones causan una rápida inactivación del virus, todo lo cual puede ocasionar falsos resultados negativos en el establecimiento de la enfermedad de Aujeszky y lo que nos hable de la gran sensibilidad para los cambios de temperatura, es decir, baja termo resistencia. La glicerina al 50% a temperatura de refrigeración constituye un excelente medio de conservación del virus, manteniendo su virulencia y patogenicidad durante meses e incluso años; mientras que contrariamente el virus muestra una muy alta sensibilidad a la acción de las altas temperaturas, por lo que entre 55-60ºC se inactiva en un tiempo de 30-60 minutos y de una manera inmediata a los 100ºC.

El ácido fénico al 5 % inactiva el virus en un período de dos minutos y el formaldehido en solución al 0,5% lo inactiva en unos 8 minutos.

Aunque se reconoce un solo tipo antigénico del virus se han aislado cepas con predilección para producir lesiones encefálicas o respiratorias.

La infección se origina en el epitelio de la parte anterior del aparato respiratorio, con la consiguiente multiplicación viral in situ y posterior invasión del S.N.C. a través de los nervios olfatorios, trigémino y glosofaríngeo a la médula y puente, produciéndose una meningoencéfalomielitis. La viremia generalmente acompaña a la invasión del S.N.C. y del pulmón, produciéndose lesiones en muchos órganos y tejidos del animal afectado, aunque la viremia no es necesaria para que se instaure la enfermedad. El virus se elimina por las secreciones nasales y exudado pulmonar. El virus suele producir inmunosupresión, ya que destruye a los linfocitos, además, producir lesiones placentarias y fetales y conducir al aborto, la cría muerta, la momificación y reabsorción fetal en dependencia del tiempo de gestación. El semen puede contaminarse se existe infección genital en el verraco.

Síntomas

El período de incubación generalmente oscila entre 1-8 días, con un tiempo máximo en casos esporádicos de hasta 3 semanas, dependientes en este último caso de la resistencia natural diferente de algunas especies animales, la edad de los animales, la cantidad y la vía de infección del agente, que dificulta a veces o retarda su ascenso hacia el sistema nervioso central. También se señala que en los cerdos de pocos días de nacidos las manifestaciones de meningo encefalitis y septicemia, con elevada mortalidad y letalidad, comienzan 1-2 días después de la infección. En general, en las restantes especies de animales la selectividad neurotrópica del virus hace que predominen los síntomas nerviosos, aunque se pueden distinguir tres formas clínicas y patogénicas en el caso del cerdo, la forma de excitación e irritabilidad, la forma respiratoria y la neurovegetativa.

En el caso muy específico de los cerdos los principales síntomas clínicos de la enfermedad de Aujeszky se agrupan en dependencia de la forma clínica y que son las siguientes:

➢ Cerdos lactantes (desde el nacimiento hasta los 45 días)

Mortalidad y morbilidad muy elevada, rápida evolución de la enfermedad por lo que los cerditos pueden morir a las 3-4 horas de iniciado el proceso, después de los primeros síntomas y que transcurren con un período de incubación de 3-8 días, la temperatura es de 41ºC Generalmente los cerditos presentan diarreas, vómitos, seguidos por depresión y aparecen las manifestaciones nerviosas, seguidas de la ataxia manifiesta. Los trastornos nerviosos muestran las características de hacerse cada vez más graves y acentuadas, por lo que se inician con hiperexcitabilidad, temblores y ligera ataxia, para posteriormente acentuarse y mostrar los cerditos incoordinación que los lleva a una incapacidad para mantenerse en pie por lo que adoptan la posición de perro sentado o yacen de cubito lateral con movimientos de pedaleo, temblores musculares, pérdida o disminución de la actividad gutural por lo que se manifiesta una afonía o disfonía hasta morir.

➢ Cerdos de 4 semanas a 5 meses.

La enfermedad es difícil de descubrir ya que algunos no presentan ningún síntoma a pesar de estar infectados. Se observa anorexia durante 2-3 días, síntomas nerviosos similares a los descritos anteriormente, temperatura de hasta 42ºC que dura 48 horas o más, la morbilidad es relativamente baja y la mortalidad oscila entre 1-55%, aunque a veces es algo más elevada, síntomas de compromisos respiratorio más o menos acentuados con diseña intensa, aumento de la frecuencia respiratoria, respiración abdominal, no muestran secreciones nasales en los estadios iniciales.

➢ Reproductores.

Los síntomas generales están dados por pérdida temporal del apetito, abatimiento hipertermia de algunos días de duración de hasta 41ºC, supresión de la secreción láctea en las cerdas en lactación y evolución del proceso entre 4-5 días, excepcionalmente se produce la muerte de alguna cerda. La complicación más frecuente en esta categoría lo es los accidentes del proceso de gestación, que consisten en abortos, generalmente en el tercer mes de gestación o la muerte intrauterina o el nacimiento de lechones muertos o que mueren en las primeras horas de vida.

En los verracos puede afectarse la calidad del semen durante 2 semanas.

Lesiones anatomopatológicas

En general se observan escasos cambios macroscópicos en el cadáver. Puede aparecer congestión y pequeñas hemorragias en ganglios linfáticos, así como algunas petequias en corteza renal. Cuando los síntomas nerviosos están instaurados es común la congestión de las meninges y exceso de líquido cerebroespinal. Puede observarse, además, congestión y focos pequeños de necrosis en la mucosa nasal, así como edema pulmonar. Es común la aparición de focos necróticos en las tonsilas de color blanco. En la forma neumónica se afectan los lóbulos apicales y cardiacos los que se consolidan y poseen un color rojo oscuro con edema interlobular bien marcado. Focos de necrosis en el hígado pueden también ser observados. En los verracos las lesiones abarcan cambios degenerativos en los túbulos seminíferos y lesiones localizadas en el prepucio y el pene. En los fetos abortados pueden observarse diminutos focos blanco amarillentos en el hígado, bazo y pulmón. La placenta por lo general aparece normal, aunque puede presentar focos de necrosis, también es posible que se produzca una endometritis ligera después del aborto que dificulta posteriores gestaciones.

Las principales lesiones son microscópicas, las que consisten en un meningoencefalitis no purulenta la cual es más intensa en la corteza cerebral y cerebelo. Los cuerpos de inclusión intranuclear son difíciles de observar en el tejido nervioso, pero pueden ser demostrados en las tonsilas y ganglios linfáticos. En los fetos es posible ver estos cuerpos de inclusión en hígado y bazo, en los bordes de la lesión, así como en las áreas necróticas de la placenta.

Diagnóstico

Los síntomas y las lesiones con una evaluación cuidadosa de la historia de la unidad son presumibles para el diagnóstico. La presencia de la enfermedad en otros animales diferentes al cerdo los que manifiestan preorito puede contribuir a fortalecer la presunción para el diagnóstico. La presencia de los cuerpos de inclusión en los animales afectados posee gran valor diagnóstico. La confirmación del laboratorio se basa fundamentalmente en la demostración de antígenos virales en tonsilas, bulbo olfatorio y puente a través de IFD o peroxidasa. Existen anticuerpos monoclonales que permiten diferenciar el virus vacunal del salvaje. Se puede realizar el aislamiento viral de encéfalo, bazo, pulmón y tonsilas. Posee un gran valor para los estudios del rebaño las pruebas serológicas que pueden detectar animales o recuperado por la enfermedad. La prueba biológica es muy rápida, segura y económica. Ella consiste en la inoculación subcutánea de extracto del SNC en conejos. A las 72 horas de inoculados en caso positivo el conejo se produce auto mutilación en el área de la inyección.

Medidas Preventivas y de control

La inmunización contra la enfermedad de Aujeszky representa en los actuales momentos no sólo un problema teórico sino también práctico, en función de la susceptibilidad de las especies para este virus y de la frecuencia y prevalencia natural de las infecciones en muchas zonas y/o países de algunos continentes.

Cuando la enfermedad de Aujeszky hace su aparición por primera vez en un rebaño de cerdos indemnes se manifiesta con un carácter explosivo, con rápida difusión y elevada morbiletalidad en los lechones en las primeras semanas de vida, evolucionando hacia la disminución en la presentación de casos y su establecimiento como formas esporádicas, dependientes de los estados inmunitarios poblacionales que logran desarrollarse en forma natural activa, es por esto que dada la agresividad del virus para esta especie tenga la inmunidad el valor mayor en la profilaxis y control, sin perder en cuenta que los animales se convierten en portadores asintomáticos del agente.

En los actuales momentos se emplean para la inmunización activa diferentes tipos de vacunas: las producidas a partir de virus vivo atenuado, las producidas a partir de virus vivo modificado y las subunidades antigénicas virales obtenidas de la envoltura viral.

Otras enfermedades y trastornos que se presentan en la porcicultura

Eperitrozoonosis porcina

Historia

Eperythrozoon suis y *E. parvun* fueron descritos por primera vez por Spitter (1952) en los EE.UU. y a partir de entonces han sido descritos en distintos países como Alemania, Cuba, Venezuela. La esperitrozoonosis porcina fue reportada en Cuba en los años 50 y desde entonces cobró importancia, sobre todo en los centros porcinos especializados de las provincias centrales y orientales donde se reportó la mayor incidencia. En la actualidad su presentación es esporádica.

Las pérdidas están dadas por las muertes que no son muchas, trastornos reproductivos, gran morbilidad, sobre todo de los animales jóvenes, los animales que hay que desechar, gastos en medicamentos, asistencia veterinaria y medidas de saneamiento.

Definición

La esperitrozoonosis porcina es una enfermedad infecciosa contagiosa del cerdo que puede afectar también a otros animales producida por *Eperythrozoon suis* y se caracteriza por anemia, ictericia y fie

Etiología

La esperitrozoonosis es producida por *Eperytrozoon suis* o *E. parun* las que son consideradas Rickettsias. *E. suis* es en realidad más patógeno capaz de provocar la enfermedad, aunque *E. parun* se ha señalado que es capaz por sí solo de producir la enfermedad.

Los eperitrozoarios son muy pequeños miden 500-1500nm de morfología variable (anular, cocoide, bacilar, triangular, de bastones) se tiñen con los colorantes de Giemsa se localizan sobre la membrana de los hematíes hasta el número de una docena en un solo glóbulo. Hay que tener presente para la observación de los parásitos a través de la tinción el colorante debe tener un pH de 6,8 - 6,9.

Son sensibles a los desinfectantes corrientes, como sosa cáustica 2%, formaldehído al 5% y su resistencia en los medios es muy baja.

Patogenia y Transmisión

Los animales susceptibles constituyen los cerdos de cualquier categoría y también otras especies. Las fuentes de infección son los animales enfermos y los portadores asintomáticos; se ha comprobado que la orina, las heces fecales y la leche, no resultan infectivas. Las vías de transmisión pueden ser a través de la ruta transplacentaria de madres e hijos (vía vertical) o por la participación de artrópodos hematófogos (piojos, garrapatas, tábanos, mosca de los establos, mosquitos); a través del instrumental quirúrgico contaminado sobre todo cuando se usa para varios animales sin previa desinfección.

Experimentalmente se han comprobado como vías de transmisión la oral, subcutánea y la intravenosa. El curso de la enfermedad en el cerdo es sub- agudo o crónico, aunque en los cerditos jóvenes el curso puede ser agudo. En los cerdos la morbilidad puede ser elevada sobre todo en las crías y la mortalidad es muy baja, sin embargo, la morbiletalidad está alrededor del 40% en crías y 30% en preceba.

Es necesario destacar que los animales recuperados desde el punto de vista clínico quedan como portadores del agente etiológico, factor éste que contribuye al mantenimiento de la cadena epizoótica.

El microorganismo llega a la sangre principalmente inoculada por los vectores hematófagos y produce una parasitemia, multiplicándose rápidamente, provocando la anemia hemolítica.

Síntomas

El período de incubación de la enfermedad es de una semana, aunque en algunos casos puede extenderse hasta 10 días. En las crías se presenta anorexia, íctero hemolítico, los animales se debilitan rápidamente y bajan de peso. Se presenta fiebre que coincide con la parasitemia y puede oscilar de 40- 41,5°C. La parasitemia hace su pico hacia el día 14 post- infección.

En el análisis de sangre se observa un descenso considerable del hematocrito hasta 0,17 o más bajo, la hemoglobina puede descender hasta 2 mol/L con un conteo de eritrocitos de 1-2 x 10^{12}/L.

En las cerdas adultas los síntomas son menos precisos notándose trastornos reproductivos que consisten en repeticiones de celos, abortos, muerte embrionaria, nacimientos de crías débiles, irregularidades de la producción láctea.

En los verracos también está comprometida la eficiencia reproductiva con disminución de la libido sexual, baja concentración y volumen espermático.

Cabe destacar que cualquier condición que provoque estrés en los animales debilitan los mecanismos defensivos y predispone a la enfermedad, por otra parte los animales clínicamente recuperados pueden padecer de nuevo la enfermedad.

Hay que tener presente que un porciento grande de casos de infecciones por eperitrozoo son de naturaleza subclínica, por lo que a veces se enmascaran las pérdidas económicas.

Lesiones anatomopatológicas

Son frecuentes las efusiones serosas en diversas cavidades corporales debido a la anemia, la sangre está más acuosa e incoagulante, se observa un tinte ictérico de la grasa subcutánea, coronaria y perirenal que va a estar en dependencia del grado de hemólisis eritrocitaria.

La esplenitis hiperplástica es bastante evidente, adquiriendo consistencia gomosa, no contactando los bordes al iniciar la cápsula la cual se retrae. En el hígado y riñón puede haber procesos degenerativos.

Diagnóstico

Es necesario ante todo realizar un diagnóstico complejo, realizando una buena anamnesis epizootiológica teniendo en cuenta el curso, los animales y categorías afectadas, los índices epizóoticos, la característica epizootiológica de la unidad.

El diagnóstico clínico-patológico por los síntomas y lesiones más evidentes coadyuva a confirmar la sospecha.

El diagnóstico hematológico también es complementario. Sin embargo, el diagnóstico parasitológico puede ser considerado de certeza cuando se observan los parásitos en los frotis de sangre o en improntas de vísceras (hígado, riñón, bazo, médula ósea), pero la no observación de los parásitos no excluye la positividad del caso ya que desde el punto de vista biológico no todo el tiempo de su ciclo de vida lo hacen en sangre periférica y a veces están en circulación orgánica.

Actualmente se están imponiendo los métodos serológicos aunque en Cuba se aplican en forma experimental con este fin. Han dado buenos resultados la inhibición de la hemoaglutinación (I.H.A) la aglutinación lenta (A.L), la reacción de fijación de complemento (R.F.C) la inmunofluorescencia directa (IF-D) y la inmunodifusión en Gel de Agar (AGD) y últimamente la aglutinación en tarjeta (CARD- TEST).

El diagnóstico biológico para reproducir la enfermedad ha dado buenos resultados cuando se usan animales esplenectomizados. El diferencial deberá hacerse con la leptospirosis pero los abortos son más evidentes además de los daños renales. En la esperitrozoonosis el complejo sintomático es más evidente.

Con la intoxicación crónica por cobre que se presenta fundamentalmente con una mortalidad muy elevada.

Medidas Preventivas y de control

- Control estricto en el traslado de animales.
- Pruebas serológicas a los animales de reemplazo de forma periódica para detectar portadores asintomáticos.
- La cuarentena de los animales antes de incorporarlos a la unidad.
- Cumplimiento de todas las medidas de saneamiento ambiental correctamente.
- Evitar los factores estresantes que actúan como causas predisponentes.
- Lucha contra todo tipo de vectores.

Primeramente se debe separar los animales enfermos de los presuntamente sanos y tratar a todos los animales dentro del foco con tetraciclina amortiguada 22 mg/kg de peso por vía intramuscular durante 3 días con intervalo de 24 horas.

En pre parto puede emplearse también la tetraciclina para evitar el recrudecimiento de la parasitemia durante el estrés del parto.

Algunos derivados arsenicales como el ácido arsanílico 90 g/t. de pienso, han dado buenos resultados. Es importante el control de las parasitosis externas ya que se ha comprobado que los animales parasitados con ácaros de la sarna son más susceptibles a la enfermedad. Se evitarán los movimientos de animales hacia dentro y fuera de la unidad y se realizarán desinfecciones diarias con solución de formaldehído al 2% y sosa al 2%.

La buena incineración de los cadáveres y los fómites y la esterilización del instrumental veterinario son medidas que no deben descuidarse.

Los tratamientos tradicionales contra la eperitrozoonosis porcina no logran esterilizar al animal de la agente etiológico por lo que el mejoramiento de las condiciones de higiene, manejo y alimentación debe ser una medida sistemática.

Enfermedad vesicular del cerdo

Definición

La Enfermedad Vesicular de cerdo (EVC) es una enfermedad viral contagiosa de los porcinos, indistinguible en el campo, de la Fiebre aftosa (FA), la Estomatitis Vesicular (EV), y el Exantema Vesicular del cerdo. Es una enfermedad relativamente nueva, dado que fue descrita por primera vez en 1966.

Etiología

El virus pertenece a la familia *Picornaviridae* y al género *Enterovirus*, su tamaño oscila de 30-35nm de diámetro. El virus está emparentado con el virus COXSAKIE B5 del humano. Es capaz de afectar al hombre. El comportamiento antigénico del virus es bastante estable y su resistencia a los agentes físicos y químicos es muy alta, lo que dificulta su control. Se inactiva con pH extremos y puede mantenerse infectivo en el medio o el estiércol hasta 6 meses, en carnes congeladas puede mantenerse por más de un año y en embutidos ahumados dura más de 4 meses; además, resiste la acción de muchos desinfectantes, por lo que es recomendable usar la Sosa Cáustica al 2%, la solución de formaldehido al 8% o el hipoclorito de sodio al 1 % sin presencia de materia orgánica, en productos cárnicos procesados se inactiva cuando éstos son sometidos a temperaturas por encima de los 68ºC.

El virus de la enfermedad vesicular del cerdo se multiplica fácilmente en cultivos celulares de origen porcino produciendo efecto citopatogénico caracterizado por la formación de placas.

Historia y Distribución geográfica

En 1966, una enfermedad no distinguible de la Fiebre aftosa fue observada el Lombardia, Italia. El no poder confirmar un diagnóstico inicial de FA dio por resultado unos estudios de laboratorio que identificaron al agente causal del mal como un enterovirus. En 1970 se vacunaron en Hong Kong unos cerdos contra la FA mediante un virus inactivado; en 1971 se observó entre estos animales una condición vesicular diagnosticada inicialmente como FA. Los estudios subsiguientes revelaron que se trataba del mismo enterovirus descrito anteriormente en Italia. En 1972, se diagnosticó FA en unos cerdos de Staffordshire, Inglaterra, y se inició el sacrificio de cerdos y ganado; 5 días después, los estudios de laboratorio indicaron que no era FA sino el mismo enterovirus encontrado anteriormente en Italia y en Hong Kong. La nueva enfermedad, denominada ahora EVC, fue luego identificada en Francia, Polonia, Austria y nuevamente en Italia. A fines de 1973, Alemania y Suiza se sumaron al grupo; en noviembre de 1973 también se reportó la enfermedad en Japón y para 1974 se había extendido a 15 focos diferentes.

Transmisión

La aparición de la EVC en Gran Bretaña y otros países de Europa, así como en Japón, parece estar relacionada con importaciones recientes de productos porcinos, o de cerdos provenientes de países que se sabe o se considera que han estado afectados por la EVC. Además de la ingestión del virus, en desperdicios, los animales de las piaras se infectan también por contacto con cerdos que esparcen el virus en sus excreciones, particularmente en las heces. Debido a la viremia de la EVC, todos los tejidos contienen el virus y pueden ser fuente de infección. Se ha encontrado que la piel del cerdo es mucho más susceptible al virus a la infección por EVC que por FA. Se cree que la contaminación viral de heridas pequeñas y rasguños es un medio de transmisión de la EVC. Los cerdos que se transportan en camiones que han llevado anteriormente animales infectados con EVC, se infectan aun cuando los vehículos hayan sido descontaminados. La repoblación ha sido difícil en algunas granjas d Inglaterra debido también a la reinfección. El virus del a EVC es estable es una gran variedad de condiciones ambientales durante muchos meses. Por ejemplo, se pudo aislar el virus de la EVC a partir de la superficie y los intestinos recogidas del suelo, encima de lugares donde se habían enterrado cadáveres de cerdos afectados.

Hospederos

Los cerdos y el hombre son las únicas especies conocidas que pueden infectarse naturalmente. Los ratones recién nacidos se infectan fácilmente mediante la inoculación intracerebral o intraperitoneal del virus de la EVC, pero los ratones que tienen ya 7 días de edad son refractarios al mal. Algunas personas que han tenido contacto en el laboratorio con cerdos por la EVC, desarrollaron una variedad de enfermedades rastreables hasta infección con virus de la EVC, pero no al enterovirus humano Coxsackie B-5, que se relaciona con él.

Signos Clínicos

La enfermedad vesicular del cerdo usualmente se detecta primero por la repentina aparición de cojera en varios animales de una piara. Esto puede pasar inadvertido cuando están sobre suelo blando; cuando los animales se encuentran sobre superficie dura puede notarse que cojean, se paran con la espalda arqueada, o renuncian a moverse aun cuando se les presente la comida. Estos signos tienen su máxima expresión en los animales mayores y más pesados. La temperatura ordinariamente se eleva entre 2 y 4 grados centígrados y las lesiones comúnmente aparecen en las bandas coronarias y los espacios interdigitales de una o más patas. Aparecen las vesículas que se rompen, dejando lesiones ulcerosas de la piel que se extienden al metacarpo y metatarso, con desprendimiento de la pile de la planta. También pueden encontrarse vesículas y ulceraciones en el morro, el epitelio de la cavidad bucal, la lengua y los pezones. El período de incubación de la EVC es de 2 a 4 días para la aparición de las vesículas en los sitios de inoculación, y de 5 a 6 días para la generalización de la infección con la formación de vesículas en sitios secundarios. La recuperación de la EVC es ordinariamente rápida, volviendo los cerdos a la normalidad en unas tres semanas, la morbilidad es moderada y la mortalidad usualmente baja. Sin embargo, en la infección experimental de una marrana con cerditos recién nacidos, hubo alta morbilidad y mortalidad entre los animales.

Lesiones anatomopatológicas

La apariencia de las lesiones microscópicas y macroscópicas de la EVC es esencialmente la misma que la de los casos de FA. No se han encontrado otras lesiones macroscópicas más que aquellas relacionadas con la vesiculación. Lo más característico son las lesiones vesiculares en diversas partes del cuerpo (aftas) sobre todo en cavidad bucal, extremidades y mamas en las hembras. Se pueden observar algunas áreas de necrosis de coagulación en la piel y otros focos de necrosis en las tonsilas, pelvis renal, glándulas salivares, páncreas y miocardio, también se presenta desde el punto de vista histológico una meningoencefalitis no purulenta con infiltración perivascular y gliosis difusa.

Diagnóstico

Es muy importante el diagnóstico clínico-epizootiológico debido a su similitud con la Fiebre Aftosa y otras enfermedades vesiculares; un aspecto importante es el cuadro encefálico más evidente en esta enfermedad.

El diagnóstico serológico tiene mucha importancia pues a través de él se determinan los anticuerpos específicos contra la enfermedad vesicular del cerdo, en este caso pueden usarse las pruebas de seroneutralización (más importante), la agar gel precipitación, la inmunofenorescencia, la Reacción de Fijación de Complemento. Actualmente se ha desarrollado un ELISA con una alta sensibilidad para estudios masivos comparable a la seroneutralización.

Los anticuerpos específicos son producidos al cabo de 4-6 días y pueden demostrarse por diferentes tests; además de las pruebas antes mencionadas, se puede usar también la contrainmunoelectroforésis que es muy rápida y económica y sirve para detectar anticuerpos hasta en estadios iniciales de la enfermedad. El aislamiento virológico se

realiza en cultivos celulares de origen porcino o en embrión de pollo, y es esta prueba la
confirmación definitiva de la enfermedad, aunque tiene más valor práctico la serología,
sobre todo cuando ya la enfermedad no es nueva.

Recolección de muestras para la confirmación de laboratorio

Fluidos vesiculares: si se obtienen, se extraen sin romper la vesícula y se congelan por
separado. Tejidos de lesiones vesiculares: recoger aproximadamente 5 gramos en
glicerina fosfatada buferada (5 ml de líquido). Los materiales provenientes de lesiones
vesiculares pueden también congelarse. Diez ml de sangre entera debe también
colectarse para el aislamiento del virus, durante el período febril, y congelarse. Igualmente
se colectarán 10ml de suero de animales que se encuentren en la fase aguda y de
convalecencia de la enfermedad. Todo esto deberá enviarse congelado o refrigerado.
También se puede mandar al laboratorio muestras fecales congeladas, de animales con o
sin lesiones (para aislamiento del virus).

Confirmación de laboratorio

La Enfermedad Vesicular del cerdo puede diferenciarse de la FA, la EV y el Exantema
Vesicular del cerdo, mediante una variedad de pruebas de laboratorio, tales como Fijación
de Complemento, Neutralización del virus, Crecimiento diferencial en cultivos celulares y
medición de parámetros físicos y bioquímicos. Las pruebas de FC y Neutralización del
virus son las más específicas, y de éstas la más rápida es la de FC, mediante la
inmunización de cobayos con inoculaciones repetidas de fluidos infectados cosechados a
partir de cultivos celulares de cerebros, extraídos a ratones infectados recién nacidos.
Estos sueros se usan en una prueba de FC para diagnóstico diferencial, que incluye
también antisueros contra diferentes tipos y cepas de la FA, la EV y el Exantema vesicular
del cerdo. El antígeno de la prueba consiste ordinariamente en una suspensión de
material de lesiones vesiculares, colectado de animales enfermos.

El diagnóstico medio de neutralización de virus puede hacerse con los mismos sueros
empleados para la prueba de FC, o con sueros colectados a partir de animales
recuperados de las diferentes enfermedades vesiculares. Se mezclan partes de la
suspensión del material de lesiones vesiculares con cada uno de los diferentes sueros y
se inoculan estas mezclas en cultivos celulares preparados a partir de células
susceptibles a la infección viral. El diagnostico se basa en la ausencia de efecto
cotopático (ECP) en aquellos cultivos en el que el antisuero es del mismo tipo que el de la
muestra de prueba. La identificación del virus requiere aproximadamente 3 horas para la
prueba de FC y de 2 a 4 días para la neutralización del virus.

Otros métodos de laboratorio comprenden la inoculación de una variedad de cultivos de tejido; el virus de la EVC crecerá solamente en cultivos de riñón de cerdo, mientras que el virus de la FA crecerá en cultivos de riñón, tanto de cerdo como de bovino. Los viriones del virus de la FA se destruyen rápidamente en un pH de menos de 6.5, mientras que los virus de la EVC permanecen intactos. Si un agente viral del material vesicular se aísla en cultivo celular y luego se trata, a un pH de 5, el examen con el microscopio electrónico revelará partículas si el agente es el virus de la EVC, pero nada, si el agente es el virus de la FA.

Profilaxis y control

En Cuba la enfermedad es exótica por lo que la primera medida sería el riguroso control veterinario de fronteras para evitar la introducción al país del virus, lo mismo por animales que por sus productos. Estas estarán en dependencia de la situación epizoótica del país o territorio y de las condiciones socioeconómicas del mismo. En la mayoría de los países aplican la erradicación de la masa afectada dentro del foco y zonas aledañas por sacrificio sanitario y repoblan sólo después de 90 días del último caso clínico con desinfecciones rigurosas y otros controles que permiten recuperar el foco. Cuando la enfermedad esté muy extendida o las posibilidades del país no permitan otra cosa se procederá a la cuarentena rigurosa de la zona afectada hasta 90 días del último caso clínico, el saneamiento focal y final con sosa cáustica al 2% a 80ºC y desinfección biológica del estiércol.

La vacunación hay países que la aplican en los animales no afectados aunque otros prescinden de ella. De particular importancia es el control de los alimentos y productos cárnicos, incluso los huesos ya que en la médula ósea puede mantenerse el virus. Hay que tener siempre presente de que ante algún brote con síntomas de enfermedad vesicular, las medidas deben siempre ser extremas por la similitud clínica que muestran todas ellas con la fiebre aftosa.

 Las restantes enfermedades vesiculares del cerdo poseen menor importancia epizootiológica. Por ejemplo:

El Exantema Vesicular, a pesar de que es clínica y patológicamente indistinguible de la Fiebre Aftosa ha sido erradicada del cerdo desde los años 50 en los EE.UU., donde únicamente fue diagnosticada. Aunque nuevos Calicivirus asociados o antigénicamente relacionados con el virus de la EV han sido aislados de especies marinas (Leones marinos de las Islas de San Miguel) y pudieran constituir un peligro potencial para la posible reaparición de la enfermedad en el cerdo.

La Estomatitis Vesicular, la cual es producida por un vesículovirus, afecta no sólo al cerdo, sino también al equino, al bovino y al hombre. La enfermedad se manifiesta de manera enzoótica principalmente en Centro América y Sureste de USA, necesitando al parecer un insecto como reservorio durante los períodos ínter epizoóticos, ya que es una enfermedad estacional, aunque se transmita después de infectado el animal de manera directa.

Además de los elementos ofrecidos para poder arribar al diagnóstico y diagnóstico diferencial entre estas enfermedades a continuación les brindamos por la importancia que tiene en la actualidad la Fiebre Aftosa una valoración del ensayo Biológico que puede ser de gran ayuda.

Fiebre aftosa

Definición

La Fiebre aftosa (FA) es una enfermedad altamente contagiosa, que ataca casi exclusivamente a los animales de pezuña hendida, domésticos y salvajes. Se caracteriza por la formación de vesículas o ampollas y erosiones en la mucosa bucal y nasal externa (especialmente en el hocico de los cerdos), y en la piel situada por encima y en medio de las pezuñas; también suelen afectarse otras áreas como los pezones.

Etiología

La enfermedad es causada por un virus que fue aislado por primera vez en 1897; está clasificado con los enterovirus como miembro de la familia Picornaviridae. Contiene un solo filamento central de ácido ribonucleico cubierto por una capa proteica que parece consistir de 32 capsómeros formando una cápsula icosaedra simétrica con un diámetro de más o menos 23nm. Existen 7 tipos de virus distintos inmunológica y serológicamente, identificados como Tipos O, A y C; tipos de territorios sudafricanos (SAT-1, SAT-2, SAT-3) Y Asia-1. Además de los 7 tipos se han distinguido por lo menos 65 subtipos por medio de pruebas de fijación de complemento.

Distribución geográfica

La Fiebre aftosa está presente en la mayoría de los grandes países ganaderos del mundo, excepto en Norteamárica y Centroamérica, Australia, nueva Zelanda, Japón e Irlanda. Varios países europeos en especial Inglaterra y algunos de los países escandinavos, están libres por espacio de algunos años; por ejemplo, en Inglaterra no se había presentado un caso durante los últimos 12 años, hasta que se presentó nuevamente a principios de 1981.

Distribución de los tipos de virus

Los tipos O, A y C aparecen en varias partes del mundo, mientras que los tipos africanos, SAT-1, SAT-2 y SAT-3, no se encontraron fuera de Africa hasta 1962, cuando ocurrió una epizootia debida al tipo SAT-1 en Medio oriente. El tipo Asia-1 ha sido identificado en Pakistán, India, Israel, Irán, Irak, Hong Kong, Tailandia y otros países cercanos o lejanos a los países orientales.

Patogenia y Transmisión

El virus penetra por vía digestiva y respiratoria, realizando una replicación inicial en la región faríngea, desde donde realiza una septicemia para localizarse finalmente en células con gran ritmo de multiplicación como las del epitelio escamoso y musculares del corazón en animales lactantes. En el epitelio produce degeneración balónica del estrato espinoso, que conduce a la formación de vesículas mientras que en el miocardio produce necrosis de Zenker. El virus también se multiplica en el epitelio pulmonar, por lo que se elimina como aerosol. Las lesiones del rodete coronario conducen a la cojera de los animales y la estomatitis a la pérdida del apetito y a la profusa salivación. El período de incubación es de 2–7 días y el virus comienza a ser eliminado por aerosol antes de que aparezcan los síntomas de la enfermedad. Este detalle, más la alta concentración de animales en las crías porcinas crea condiciones propicias para que el virus pueda en condiciones ambientales favorables viajar a grandes distancias. Otras fuentes de infección son el alimento contaminado, los deshechos animales, subproductos alimenticios, etc. después de la infección no se producen portadores en el cerdo. Los virus con escaso poder patógeno al pasar por el cerdo aumentan su patogenicidad.

Hospederos

Los animales susceptibles en forma natural son todos los de pezuña hendida domésticos y salvajes; la patogenicidad se reduce para algunas especies con ciertas cepas. Además de los de pezuña hendida, otros animales como el erizo son también susceptibles naturalmente. Además existe una gran variedad de animales de laboratorio y cultivos celulares que pueden ser infectados por el virus de la FA. El hombre raramente se infecta, pero es capaz de transmitir el virus pasivamente.

Síntomas clínicos

En el ganado bovino los signos característicos son: pirexia, lasitud, anorexia, salivación excesiva, chasquido de labios y babeo, acompañado esto, por la formación, ruptura y erosión de las vesículas o aftas bucales. Cuando están afectadas las patas, se presenta cojera. La lactación se encuentra disminuida y son comunes los abortos y la mastitis. La mortalidad en los animales jóvenes puede llegar a ser hasta de un 50%, aunque en adultos pocas veces en mayor del 5%. Los suinos presentan muchos signos similares; la cojera con una marcha insegura puede ser evidente. El período de incubación es de 1 a 5 días o más.

Lesiones macroscópicas

Las vesículas o ampollas no son patognomónicas para la FA, puesto que en la Estomatitis vesicular también se presentan, lo mismo que en el exantema vesicular y la Enfermedad vesicular del cerdo. Las lesiones vesiculares clásicas pueden no estar presentes y cuando se presentan, usualmente se rompen dejando una superficie erosionada, hemorrágica y granular, en la mucosa bucal y nasal así como también en los epitelios de las patas y otras regiones. A la necropsia se pueden encontrar lesiones gastrointestinales. En casos esporádicos aparecen lesiones en el peritoneo, vulva o escroto. En el cerdo las lesiones linguales son generalmente más pequeñas que las de los bovinos.

Diagnóstico

Solo el aislamiento y la caracterización del virus permiten un diagnóstico de certeza. Para el aislamiento viral se utiliza material fresco tomado de las lesiones, transportado en glicerolfosfato buferado (50/50) por debajo de 4 gados Celsius. La RFC puede se utiliza con buenos resultados utilizando material de las lesiones como antígeno contra los 7 sueros de los serotipos. El PCR también ha sido empleado últimamente para la identificación viral desde las lesiones. El ELISA es un método muy seguro para evaluar anticuerpos en los animales, así como el virus-neutralización.

Diagnóstico diferencial

Para diferenciar una enfermedad vesicular de otra, puede servir de recurso la inoculación de equinos, suinos y bovinos (traídos de una región lejana al brote) con material sospechoso. Las tres especies mencionadas son susceptibles a Estomatitis vesicular (EV); los bovinos y porcinos son susceptibles a FA, y solamente los porcinos son susceptibles a Exantema vesicular (ExV). Sin embargo, es necesaria la confirmación de laboratorio.

Recolección de muestras para laboratorio

Se incluyen los siguientes especímenes: líquido esófago-faríngeo obtenido con un extractor esófago-faríngeo de Rautmann, depositado en un medio de cultivo de tejidos estéril, que contenga antibiótico; líquido vesicular recogido por técnicas asépticas en un recipiente estéril, raspado de la lesión o epitelio desprendido, puesto en un medio de cultivo de tejido con antibiótico; sueros pareados individuales o suero de animales separados, tomados en los primeros y últimos estadios de la enfermedad. Todos los especímenes son congelados inmediatamente (preferiblemente) para su envío, o puesto en glicerol. Las muestras en hielo seco deben ser perfectamente selladas para prevenir la introducción de CO_2 que pueda causar una reducción en el pH y la destrucción de la infectividad del virus.

Confirmación de laboratorio

La pruebas de laboratorio para confirmación incluyen: Fijación de complemento, prueba de Precipitación en difusión de Gel-agar (PDAG), virus neutralización y prueba de inmunidad cruzada.

Profilaxis y Control

La mejor manera de controlar un brote de la enfermedad es mediante la detección temprana de ésta y el sacrificio sanitario de todos los animales presentes en el radio de acción, así como el mantenimiento de un control estricto de los movimientos del rebaño. Otros países lo han intentado a través de la vacunación, pero los mejores resultados se han alcanzado con el sacrificio sanitario. La combinación del sacrificio sanitario y la vacunación en la periferia del foco han reportado buenos resultados. En los países donde la enfermedad es enzoótica se realiza la vacunación anual. Sin embargo, la mejor política para la profilaxis de la enfermedad en nuestro país será la estricta vigilancia de fronteras, principalmente de puertos y aeropuertos.

Enfermedad de Glässer

Historia

En 1910 K. Glässer describió en cerdos un cuadro de serositis fibrinosa que afectaba a pleura, pericardio, peritoneo y articulaciones, y que asoció a la presencia de un bacilo en dichas membranas serosas y en sus exudados, cuyo cultivo le resultó imposible.

En 1939 el inglés P. L. Shanks reportó el aislamiento de un bacilo gram-negativo a partir de un proceso agu-do de artritis, que identificó como *Haemophilus suis*, el cual, tres años más tarde, Hjärre y Wramby relacionaron con el que ellos obtuvieron a partir de varios casos típicos de la EG.

El conocimiento de sus características bioquímicas y de los requerimientos para su cultivo, llevó a que en 1969 Biberstein y White propusieran un cambio en su clasificación taxonómica, pasando a denominarse definitivamente *Haemophilus parasuis*.

Definición

Según Alcolado et.al (1982) es una enfermedad infecto-contagiosa que afecta principalmente lechones recién destetados, sin embargo también afecta a los animales adultos. Ocasionan un cuadro septicémico, poliserositis fibrinosa y especialmente causa pericarditis.

Etiología

Haemophilus parasuis es el bacilo gram (-) causante de la enfermedad de Glässer. A medida que se ha ido industrializando el sector porcino, esta enfermedad ha ido cobrando también mayor importancia, siendo actualmente una de las enfermedades que más preocupan al sector. Existen multitud de serotipos de esta bacteria. Se ha demostrado también que existen diferencias entre cepas que afectan a tracto respiratorio superior, pulmones y otras localizaciones sistémicas. Este hecho viene determinado por las características genotípicas-serotípicas y por los perfiles proteicos de su pared celular.

Transmisión y patogenia

Haemophilus parasuis es una bacteria que se puede encontrar con facilidad en las explotaciones porcinas. Las cepas no patogénicas, que se encuentran en el tracto respiratorio superior de las cerdas, colonizan amígdalas, cavidad nasal y tráquea de los lechones de una forma muy rápida. No es así en el caso de las cepas patógenas, ya que la colonización es más lenta. En caso que la inmunidad transmitida de la madre a los lechones sea adecuada, éstos quedan protegidos hasta las 6-8 semanas de vida, apareciendo la enfermedad a partir de las 4 semanas post-destete. Si la protección no es óptima, la aparición de la enfermedad suele detectarse a finales de lactación. La colonización de *Haemophilus parasuis* de cavidad nasal y tráquea es muy rápida. Por el contrario, es muy raro encontrar la bacteria en tonsila. 36 horas después de la infección ya se encuentra la bacteria en sangre, lo que facilitará su distribución por distintos tejidos del organismo. La replicación en las superficies serosas produce la típica poliserositis fibrinosa, poliartritis y meningitis.

Síntomas

Los signos clínicos incluyen fiebre, apatía e inapetencia – anorexia pocos días después de la exposición a *Haemophilus parasuis*. La disnea, inflamación de las articulaciones, incoordinación y cianosis son signos típicos de la enfermedad de Glässer. No es raro que estos síntomas conduzcan a la muerte del animal. En casos agudos, las cerdas infectadas podrían abortar.

Lesiones anatomopatológicas

La lesión más característica de Glässer son los exudados de serofibrinosos a fibrinopurulentos en las serosas del animal (peritoneo, pericardio y pleura), en las articulaciones (carpo y tarso especialmente) y también puede encontrarse en meninges. Este exudado se compone de fibrina, neutrófilos y macrófagos (en menor medida).

Diagnóstico

Los signos clínicos y el historial de la explotación pueden ser de gran ayuda para un correcto diagnóstico. El aislamiento de la bacteria suele resultar difícil debido a los especiales requerimientos en lo que a medio de cultivo se refiere. Las muestras deben tomarse de animales que no estén en una fase avanzada de la enfermedad; podemos recoger muestras de serosas, exudados, líquido cerebroespinal, sangre (del corazón) y tejido pulmonar.

Medidas Preventivas y de control

El tratamiento en aquellos animales afectados por un brote grave de la enfermedad debe ser a base de un antibiótico en forma inyectable, por ejemplo Penicilinas. De todas formas, se ha detectado últimamente cierto aumento de las resistencias frente a las Penicilinas. Para el resto de animales susceptibles de infectarse, se les puede aplicar una medicación vía agua de bebida, por ejemplo con doxiciclina. La vacunación de la explotación debe hacerse teniendo en cuenta la inmunidad maternal y la edad de los animales que causan baja. Así por ejemplo, cuándo mueren mayormente los animales durante la lactación, es necesario vacunar a las madres, ya que la inmunidad que éstas les pasan no es suficiente. En caso que se observen los problemas en el post-destete, será necesario vacunar a los lechones al destete (y revacunar dos semanas después). No se recomienda el uso simultáneo de vacunas en madres y lechones por el peligro de interferencia inmunidad maternal – inmunidad vacunal que esto conlleva.

Epidermitis exudativa (síndrome del lechón grasoso)

Historia

La epidermitis exudativa fue conocida inicialmente en 1806 aunque se describe detalladamente en 1842 y desde entonces se han presentado numerosas informaciones, caracterizando a la enfermedad pero con diferentes nombres.

La enfermedad se encuentra presente en casi todos los continentes. En Cuba, aunque su presentación está limitada a algunas zonas, los lugares donde se encuentra presentan una alta morbilidad en las precebas.

Definición

La epidermitis exudativa es una enfermedad infecto-contagiosa del cerdo que afecta fundamentalmente los animales jóvenes, se caracteriza por exceso de secreción sebácea y exudación con formación de costras localizadas al principio y posteriormente al cabo de unos días ya está generalizada en casi toda la piel.

Sinonimias.

* Dermatitis pustulosa
* Impétigo contagioso del cerdo.
* Enfermedad grasosa del cerdo.
* Eczema del cerdo

Lazo, (2002) plantea que es una enfermedad infecciosa de lechones de entre 2 días a 6 semanas de edad, caracterizada por enrojecimiento, inflamación y engrosamiento de la piel, aparecen pequeñas manchas de color café que invaden todo el cuerpo, la piel se muestra húmeda y grasosa, después se forman costras y la piel parece un cartón gruesa, arrugado que después presenta fisuras.

Etiología

Es causada por el *Staphylococcus hyicus* que en condiciones de poca higiene y problemas de ventilación en las instalaciones se disemina rápidamente.

Transmisión y patogenia

Aunque los cerdos de cualquier edad pueden padecer la enfermedad, los más susceptibles son los lechones de 3-40 días de edad, incluso la susceptibilidad puede extenderse a todo el tiempo de la categoría de pre cebas en el caso de los centros de cría. Varios autores plantean que algunos factores predisponen a la enfermedad como la deficiencia de vitamina A, humedades excesivas, mala higiene, lesiones traumáticas, desequilibrios nutricionales, presencia de ectoparásitos. Las fuentes de infección provienen de los animales enfermos, el contenido de las costras contaminando a los alimentos y al agua de bebida, las instalaciones contaminadas. La vía de transmisión es por el contacto directo entre los cerdos enfermos con los sanos, o el contacto con cualquier fuente de infección ayudado por los factores predisponentes.

Síntomas

En la epidermitis exudativa se ha descrito dos formas clínicas teniendo en cuenta la duración y evolución de los síntomas clínicos. La forma aguda tiene una presentación repentina sobre todo en los cerdos lactantes y se caracteriza por una excesiva secreción sebácea, sobre todo alrededor del peroné, ojos, orejas y región ventral, se presentan unas pequeñas vesículas amarillentas de 3-4 cm de diámetro, que se rompen rápidamente, secándose su contenido y formándose unas costras parduscas. En el curso de 2-4 días se generalizan las lesiones en toda la superficie corporal formándose una verdadera costra, a nivel de todo el cuerpo, de aspecto grasoso, de color pardo - oscuro. Como consecuencia de la misma enfermedad se presenta anorexia y los animales se desmedran paulatinamente, no hay prurito, los casos que mueren generalmente lo hacen a los 4-6 días del comienzo de los síntomas pero siempre es un grupo pequeño.

 En los cerdos de mayor edad generalmente la enfermedad se limita a algunas zonas costrosas pequeñas que se desprenden fácilmente pero sin afectar el estado general.

 En la forma subaguda, que es muy frecuente en Cuba, la sintomatología es similar a la forma aguda pero la evolución es más lenta.

Se ha relacionado en algunos brotes de la enfermedad sobre todo en Europa el aumento de los casos de mastitis y metritis de las cerdas con aislamiento de *Staphylococcus hyicus.*

Lesiones anatomopatológicas

A la inspección lesional se observan las áreas costrosas oscuras bien delimitadas, el aspecto del pelo es grasoso, la alteración se extiende al subcutis con linfadenitis aguda frecuentemente purulenta; puede haber lesiones en las vísceras, pero a las mismas se les dan poco valor.

Diagnóstico

En primer término, deberá realizarse un diagnóstico epizoótico   atendiendo a la categoría afectada, el curso de la enfermedad, la característica epizoótica de la unidad, si hay o no otras especies afectadas.

La correlación clínico – patológica orienta bastante al diagnóstico.

El diagnóstico definitivo es por el aislamiento de la bacteria en el laboratorio de las lesiones cutáneas. En casos de duda se puede hacer la inoculación para reproducir la enfermedad, pero no siempre se logran resultados favorables.

Se realiza el diferencial con la Viruela Porcina, en la cual se presenta un exantema varioliforme generalizado, hay fiebre, también se pueden encontrar viruelas en las primeras porciones del tracto digestivo y respiratorio. Además, la característica de las lesiones es más pequeña. Con la sarna Sarcóptica, hay que tener en cuenta que ésta es una enfermedad parasitaria y la evolución de las lesiones es más lenta y de naturaleza excéntrica en la cual con un raspado de los bordes de las lesiones y observación al microscopio se observan los ácaros, en caso de la sarna la característica pruriginosa es bastante evidente y cualquier categoría se afecta con la misma intensidad.

Medidas Preventivas y de control

En la prevención de la enfermedad deberá tenerse en cuenta los factores predisponentes para incidir en el control de los mismos (reducir la humedad de las instalaciones, garantizar alimentación balanceada, buena higiene, control de las parasitosis internas y externas). Ante la introducción de animales a la piara deberá garantizarse la estricta cuarentena antes de incorporarlos a la unidad.

 La limpieza mecánica con agua a presión ayuda de forma inespecífica a mantener un buen estado higiénico de la masa básica o en los animales de ceba. Lo primero en la recuperación de un foco es la separación de los animales enfermos del resto de la masa susceptible y tratamiento con antibióticos.

 Son recomendables el uso de Penicilinas en dosis de 30.000 UI/ kg De peso por vía intramuscular, nitrofurazona también tiene efectividad contra la bacteria. Algunos autores recomiendan el Tylosin® 8 mg / kg En casos leves se resuelve con una sola aplicación.

Principales parasitosis internas de los cerdos

Es importante tener en cuenta que los parásitos internos son menos importantes en producciones intensivas que en extensivas. De todas maneras, es importante asegurar un buen control de las infecciones parasitarias en cualquier tipo de producción.

Tabla 6. Principales parasitosis internas de los cerdos.

Tipo de Parásito	Sitio de Infestación	Daño Causado
Strongiloides ramsoni Macracanthorhynchus spp.	Intestino Delgado	Succiona sangre e inflamación de la mucosa
Ascaris suum Hyostrongylus rubidus	Intestino Delgado, Estómago	Obstrucción e irritación, Succiona sangre y provoca gastritis
Oesophagostomum spp. Trichuris suis	Intestino Grueso	Succiona sangre y causa irritación local

		Daño en pulmón y vías respiratorias, se trasmite mediante lombriz de tierra
Metastrongylus spp.	Pulmón	
Stephanurus dentatus	Riñón	Obstrucción y nefritis
Taenia solium	Intestino Delgado	Succiona sangre e irritación. Problemas en salud pública (Cisticercosis)

Ascaridatosis

Es la enfermedad de los cerdos causada por un representante de la familia Ascaridae, caracterizada por provocar en los cerdos retraso del crecimietnto, trastornos de tipo respiratorio que pueden llegar a una neumonía a veces mortal, lesiones hepáticas, siendo prácticamente una enfermedad cosmopolita.

Agente etiológico y Morfología

Existe gran discusión sobre la validez que como especie tiene el representante de la familia Ascaridae en los cerdos. Generalmente se plantea que no existen diferencias morfológicas, biológicas ni antigénicas de peso como para considerar como especies diferentes al *Ascaris lumbricoides* y el *A. suum* del cerdo. Algunos parasitólogos plantean que ambos constituyen variedades dentro de una especie.

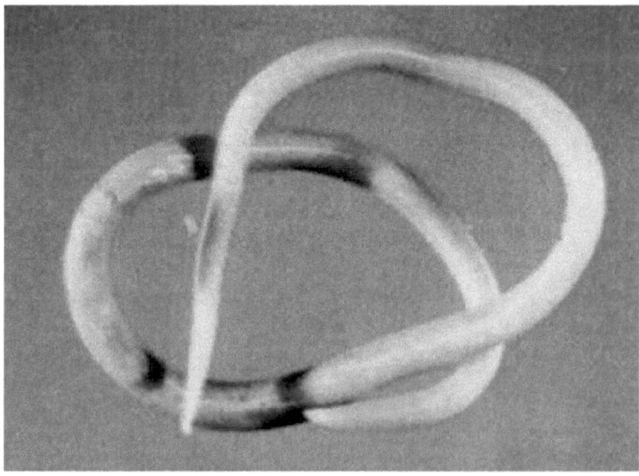

Figura 1. *Ascaris lumbricoides.*

El parásito del cerdo es de color rosado pálido de gran tamaño presentando como todos los ascaridatos en el extremo anterior tres labios, su cuerpo es más bien rígido. Los machos llegan a medir entre 15 y 25cm de longitud, las hembras muchos mayores que los machos, ya que alcanzan hasta 41cm de longitud.

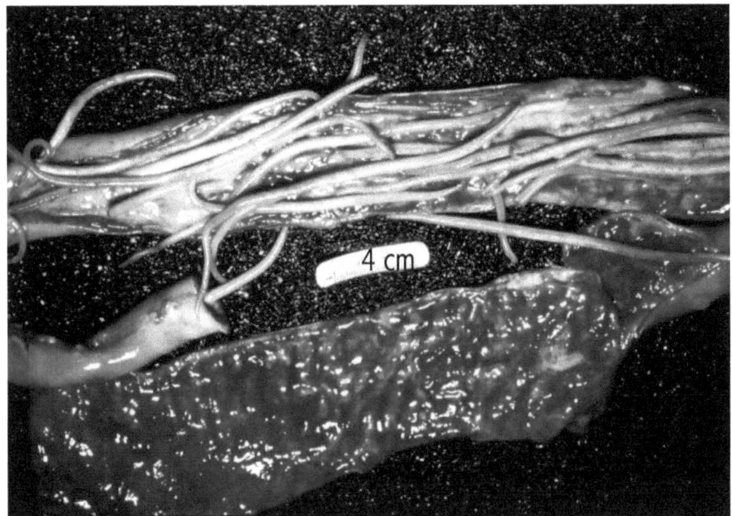

Figura 2. *Ascaris suum.*

Los huevos son casi esféricos presentando cáscaras o paredes gruesas con un contenido homogéneo de un color pardo amarillento u oscuro.

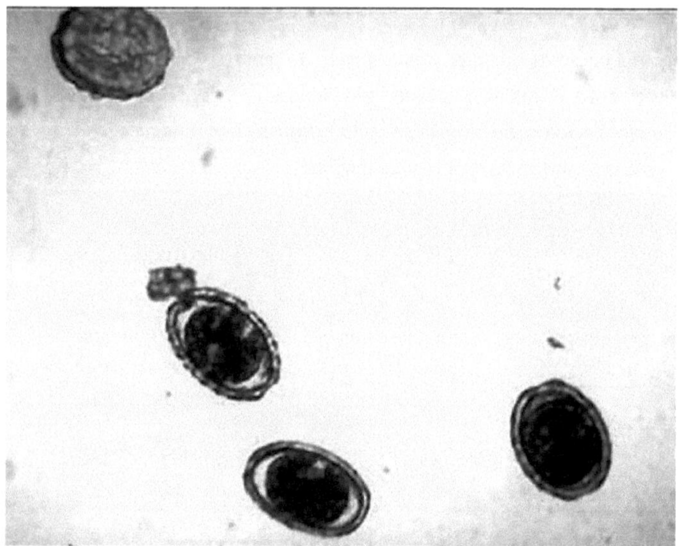

Figura 3. Huevos de *Ascaris spp.*

Ciclo biológico

Desarrolla ciclo biológico de tipo directo. El desarrollo exógeno se debe calcular en unos 30 a 40 días. Los huevos son altamente resistentes a la desecación y congelación.

Se plantea que viven unos 4 años en tierra cultivada e incluso que pueden desarrollarse y sobrevivir durante largo tiempo en solución de formalina al 10%.

La eclosión de las larvas se efectúa cuando los hospederos han ingeridos los huevos larvados con capacidad invasiva a nivel del intestino bajo los estímulos de una elevada concentración de dióxido de carbono, un pH próximo a 7 y otras condiciones existentes en el intestino.

Las larvas liberadas penetran en la pared intestinal alcanzando los capilares de la vena porta y son trasladados al hígado. La segunda muda a L3, se efectúa a nivel del hígado y se trasladan por vía hemática hasta los pulmones. A este nivel se efectúa la muda correspondiente que la trasforma en L4.

Las L4 abandonan los alvéolos y pasan a los bronquiolos y bronquios y ascienden hasta la tráquea, para ser deglutidos y llegar de esta forma a su localización final a nivel del intestino delgado. La cuarta y última muda la efectúan en el intestino delgado.

A partir de los 6 meses los nemátodos adultos comienzan a ser expulsados del hospedador. En la hembra gestante se produce una invasión intrauterina, acumulándose en este caso las larvas a nivel del hígado del feto.

Estos nemátodes no poseen una especificidad estricta pudiendo desarrollar parte de su ciclo en otros hospederos (hombre, vacunos, ratas y otros vertebrados) aunque muy raramente pueden llegar al estadío de adultos.

Efecto sobre el hospedero

Estos nemátodes causan alteraciones y daños en numerosos órganos debido a que destruyen los tejidos, irritándolos, también con las sustancias tóxicas que eliminan.

Afectan principalmente al hígado, pulmones e intestino. En el caso de las larvas que son arrastradas por la corriente sanguínea pueden encontrarse afectados los riñones, ganglios linfáticos mesentéricos y cualquier otro órgano a donde sean llevadas.

Los daños más graves son provocados durante la emigración de las larvas a nivel de los pulmones, provocan hemorragias y edemas, complicándose con la presentación de procesos neumónicos.

El parásito adulto en el intestino con sus dentículos provoca erosión de la mucosa que puede transformarse en úlceras las que se infestan. Aunque generalmente este nemátodo se alimenta de sustancias predigeridas en el hospedero.

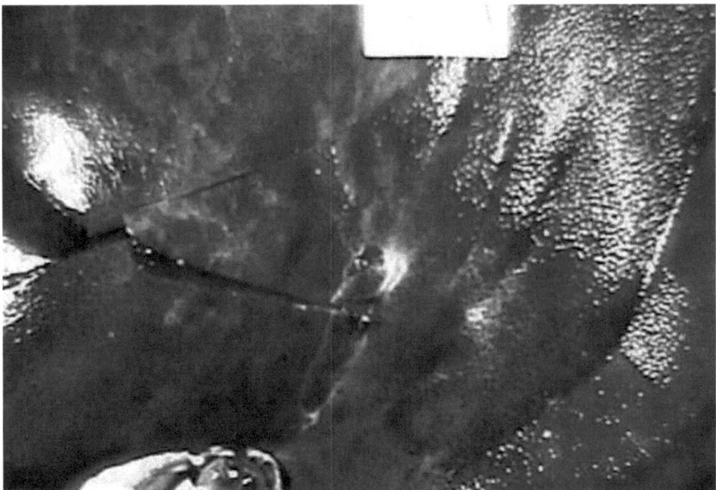

Figura 4. Hígado afectado con fibrosis por trayectos parasitarios.

Los metabolitos tóxicos (askaron) al desintegrarse el parásito se reabsorben por la mucosa intestinal, provocando procesos alérgicos de tipo urticante y asmático.

Los adultos pueden perforar la pared intestinal y desarrollarse debido a ella cuadro de peritonitis. En otros casos pueden también obstruir los conductos biliares o el intestino.

Síntomas

La forma clínica de esta ascaridatosis se presenta en los cerdos jóvenes entre los 2 y 5 meses de vida. En los adultos la presentación clínica es rara. Los síntomas son de tipo respiratorio y de tipo gastroentérico. Entre los primeros, tos con aumento de la temperatura y síntomas parecidos a los de la neumonía, a la cual en algunos casos puede conducir. Entre los segundos, trastorno de la digestión, diarrea, ocasionalmente ictericia, obstrucción intestinal.

Diagnóstico

El diagnóstico clínico es difícil ya que los síntomas son patognomónicos. En la autopsia es fácil el diagnóstico, debiéndose establecer diferenciación con el *Macracanthorhynchus hirudinacius*. La utilización de métodos de enriquecimiento por flotación ya que sus huevos son característicos.

Control

Combinación de las medidas higiénicas, tipo de explotación y utilización de productos clínicos antinematódicos.

El criar los cerdos sobre pisos duros o de cemento facilita la limpieza de los mismos, mediante la utilización de agua hirviendo o con sosa cáustica, también en solución caliente, los pisos y las paredes o muros cada 10 días.

Deberá cumplirse estrictamente con las medidas higiénicas del cuerpo de las madres antes del parto.

Estrongiloidiosis

Agente etiológico y Morfología

Strongyloides ransomi, parásito de distribución mundial y ciclo biológico con características muy diferentes con respecto a otros nemátodos gastrointestinales, presenta tanto generaciones de vida parásita como de vida libre, que se alternan según las condiciones medioambientales. Los vermes filiformes tienen el aspecto de un pelo y 4 a 5 mm de longitud. La única forma parasitaria adulta es la hembra partenogénica.

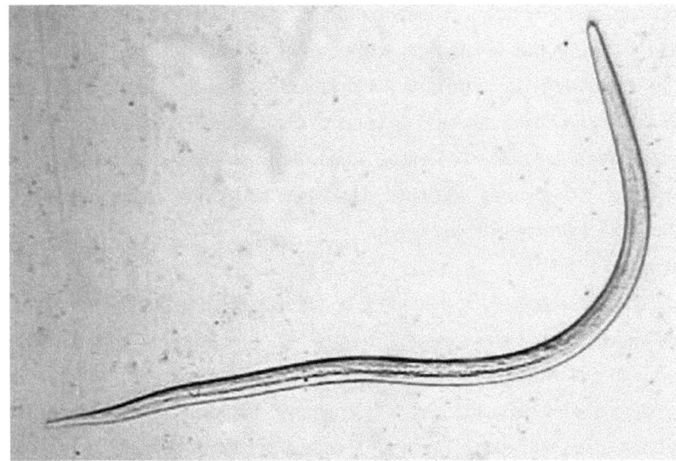

Figura 5. Strongyloides ransomi.

Síntomas

Las lesiones son más importantes en lechones muy jóvenes. Las larvas migratorias son responsables de la mayor parte del daño, que incluye tos, mialgia, dolor abdominal y a veces muerte súbita. Los cerdos afectados se mueven poco y pierden el apetito. Al cabo de varios días, cuando las larvas maduran a adultos en el intestino, los lechones infectados empiezan a vomitar y presentan diarrea sanguinolenta de moderada a grave. En condiciones de exposición continua, estos signos pueden aparecer simultáneamente. La mortalidad puede alcanzar el 50%. Los cerdos adultos portadores a menudo no muestran signos clínicos.

Importancia

Moderada a alta. El verme filiforme provoca graves pérdidas económicas debido a la mortalidad y morbilidad en áreas en las que el clima y las pautas de manejo favorecen su desarrollo. Su distribución es mundial, siendo especialmente frecuente en climas cálidos.

Diagnóstico

A través de los característicos huevos embrionados en las heces recientes o por la presencia de hembras adultas en raspados de la mucosa intestinal en la necropsia.

Prevención

La limpieza de las cochiqueras puede reducir la carga de larvas y adultos libres en el entorno. Las reproductoras pueden estar infectadas por larvas en estado latente en su grasa subcutánea. En este estado, los vermes no se ven afectados por los preparados disponibles habitualmente. La gestación y el parto parecen estimular el resurgir de las larvas, que pueden infectar posteriormente a los recién nacidos a través del calostro. En tan solo una semana tras la infección, los lechones eliminan a su vez huevos. Como los huevos de las heces de la cerda o de los lechones pueden dar lugar a larvas infectantes en 24 horas, hay un rápido aumento de la carga parasitaria. Por consiguiente, la cerda se debe tratar con un antihelmíntico eficaz antes del parto. Si los exámenes coprológicos muestran que los jóvenes lechones lactantes están infectados, se debe iniciar inmediatamente un tratamiento apropiado.

Ciclo de vida

En condiciones favorables, los machos y hembras que viven fuera del hospedador se reproducen sexualmente en el medio. El verme filiforme intestinal es capaz de infectar atravesando la piel y mediante ingestión por el animal hospedador. Las larvas penetran desde la sangre a los espacios aéreos pulmonares, migran ascendiendo por la tráquea hasta la boca y son deglutidas. Maduran a la fase adulta en el intestino delgado, donde las hembras ponen huevos que no necesitan ser fecundados para desarrollarse. Estos huevos son eliminados en las heces y eclosionan posteriormente dando lugar al primer estadio larvario, que se desarrolla en la forma típica de los vermes redondos para llegar a convertirse en la L3 infectante. Los vermes filiformes adultos ponen huevos que dan lugar a un tipo de larvas distinto. Si las condiciones del entorno proporcionan suficiente calor y humedad, dichas larvas sufren una serie de mudas en las heces depositadas en el pasto y se desarrollan hasta vermes adultos, que pueden vivir fuera del hospedador. Los machos y hembras de este tipo copulan. Los huevos fecundados puestos por las hembras que viven fuera del hospedador dan lugar eventualmente a larvas L3 que son ingeridas por el hospedador durante el pastoreo, o que penetran a través de la piel. Una vía común de infección del lechón recién nacido es a través del calostro. El período de prepatencia es de 6 a 9 días. Se localiza en el intestino delgado.

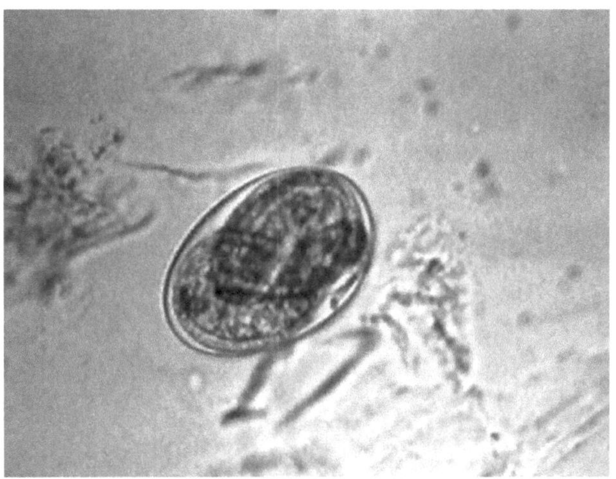

Figura 6. Huevo de *Strongyloides ransomi.*

Hiostrongilosis

Agente etiológico y Morfología

Provocada por el *Hyostrongylus rubidus*, también llamado gusano redondo del cerdo, que son vermes cortos y delgados (6–8 mm. de longitud en el macho, 9 – 13mm. de longitud en las hembras).

Este parásito tiene distribución mundial, prefiriendo climas templados y buenas condiciones de humedad. Su hábitat ideal, se encuentra entre los 15 y 20 grados centígrados, con una humedad relativa del 80%. Es altamente sensible a cambios de temperatura (inviernos fríos, veranos muy secos). La mayor prevalencia existe en animales criados sobre camas de paja, animales que pastorean o criados en semi-estabulación. En animales estabulados, son más frecuentes otros tipos de parasitosis.

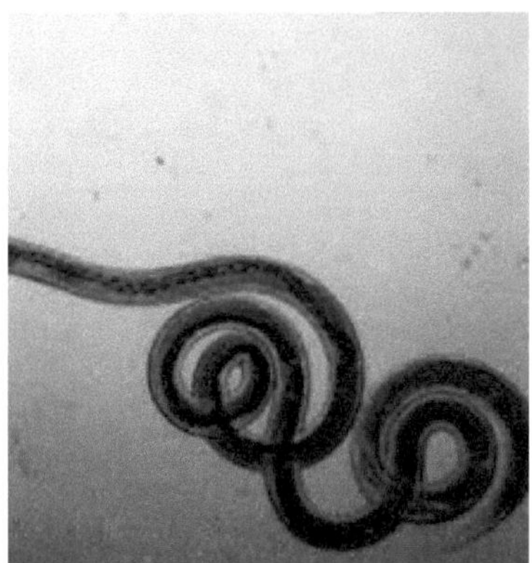

Figura 7. *Hyostrongylus rubidus.*

Síntomas

Los vermes jóvenes excavan en la mucosa gástrica para chupar sangre, provocando gastritis hemorrágica y anemia. Los vermes jóvenes de las glándulas gástricas provocan la formación de nódulos con la consiguiente interferencia de la función gástrica, dando lugar a diarrea y deshidratación. Las infecciones con escaso número de vermes a menudo pasan desapercibidas. Las infecciones masivas provocan anemia, debilidad y rápida reducción del peso. Como consecuencia de la diarrea se produce mucha sed y falta de ganancia de peso. Afecta particularmente a cerdas jóvenes y reproductoras, cursa con gastritis crónica y produce el **síndrome de la cerda delgada**. Los parásitos adultos se alimentan de sangre, produciendo una gastritis crónica con ulceraciones.

Se estima que produce una pérdida de eficiencia de transformación en torno al 8%, y un 18% de reducción de la ganancia diaria de peso.

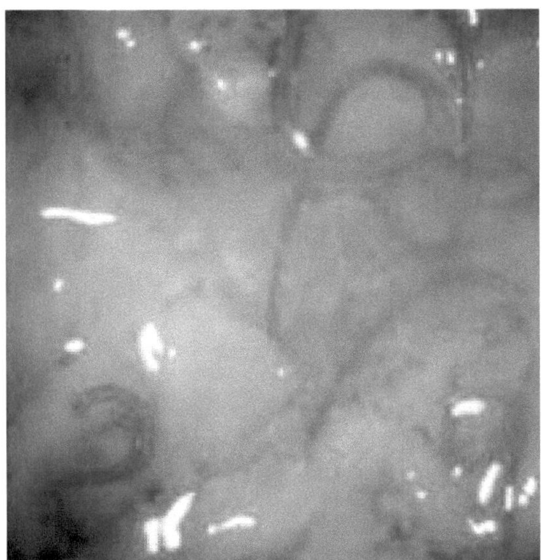

Figura 8. Mucosa gástrica afectada por *Hyostrongylus rubidus*.

Importancia

Moderada. Los vermes estomacales rojos contribuyen a las infecciones verminales mixtas, reduciendo la eficiencia del pienso. Distribuido por todo el mundo.

Diagnóstico

Los huevos del verme estomacal se parecen a los de *Oesophagostomum* y a los de *Trichostrongylus* axei. En caso necesario, se puede llevar a cabo una identificación directa bien mediante el cultivo de los huevos de las heces, hasta que aparezcan las larvas, o mediante el examen post-mortem de la mucosa del estómago.

Prevención

Retirar las heces con frecuencia y proporcionar un suelo seco. Muestrear cerdos en crecimiento y desparasitarlos para asegurar un índice de conversión óptimo, pero tener en cuenta que las larvas que se encuentran en las paredes del estómago no se ven afectadas por los medicamentos. Debido a los estadios histotrópicos que le caracterizan, el Hyostrongylus resulta difícil de erradicar.

Ciclo de vida

Los huevos son de tipo estrongilido. Los adultos son delgados, con una longitud de 0,5 a 1 cm y rojo brillante. Los huevos de los vermes estomacales se excretan en las heces. Las larvas eclosionan y mudan en una semana al estadio tercero infectante y con envoltura. Las larvas no son muy resistentes al frío y a la desecación. Tras ser ingeridas por el cerdo, aquéllas penetran en las cavidades de las glándulas gástricas, donde pueden permanecer en la fase larvaria histotrópica durante 13-14 días. Algunas larvas salen a la luz del estómago, otras permanecen en reposo en las glándulas gástricas durante varios meses, dilatando éstas y formando nódulos. La puesta de huevos se inicia 3 semanas después de la infección.

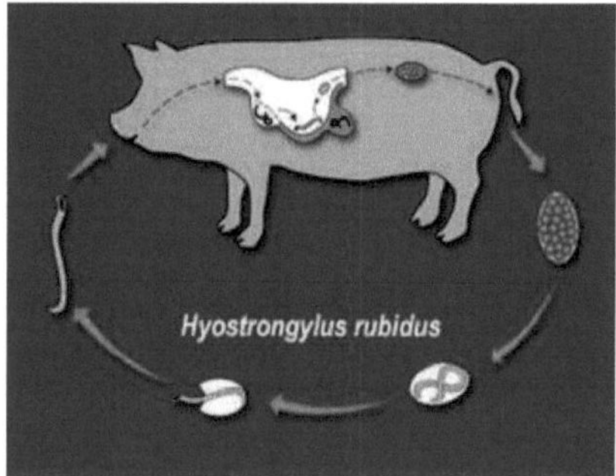

Figura 9. Ciclo biológico de *Hyostrongylus rubidus.*

Trichuriosis

Agente etiológico y Morfología

Trichuris suis. El macho mide de 30 – 50 mm y la hembra entre 35 – 50 mm, presentando esta última la vulva al inicio de la parte ensanchada del cuerpo. Los adultos se localizan en mucosa del ciego y colon. Los huevos son muy resistentes en el medio exterior, permaneciendo vivos entre 4 y 7 semanas después de su eliminación, siendo por lo tanto un parásito muy frecuente en explotaciones con corrales o con fases de pastoreo en su ciclo. Se considera indicativa de insuficientes medidas higiénicas.

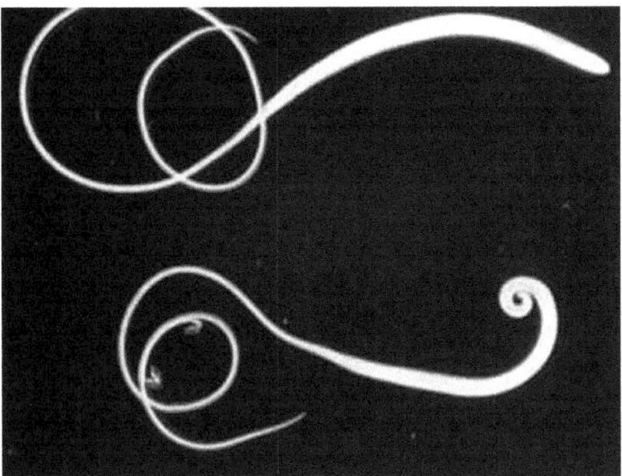

Figura 10. *Trichuris suis.*

Síntomas

Las larvas que penetran en las paredes del intestino pueden provocar irritación. Los vermes adultos del intestino grueso succionan sangre y dañan la mucosa, produciendo anemia, diarrea líquida y sanguinolenta y muertes ocasionales. Las infecciones de los lechones jóvenes pueden provocar pérdida de apetito, crecimiento lento y falta de desarrollo. El parásito elimina residuos tóxicos, provocando irritación de la mucosa y favoreciendo la infección secundaria por *Salmonella spp.*

Importancia

El verme látigo provoca pérdidas económicas debidas a reducción del crecimiento y deterioro del índice de conversión. Su distribución es mundial.

Diagnóstico

Por observación de los huevos característicos en las heces y de los vermes adultos el examen post-mortem.

Prevención

Aplicar medidas de control generales. La erradicación resulta difícil porque los huevos pueden permanecer infectantes en el suelo durante 6 años.

Ciclo de vida

Este verme debe su nombre común a su aspecto de látigo. Los dos tercios anteriores de su cuerpo son delgados y con aspecto filiforme, mientras que el tercio posterior es mucho más grueso. La cola del macho es rizada, en tanto que la de la hembra es recta. Los adultos miden unos 5 cm de largo. Los huevos pardo-amarillentos tienen forma de tonel y son lisos con un claro tapón en cada extremo. Se eliminan por las heces y son infectantes al cabo de 3 ó más semanas, momento en el cual se ha desarrollado el primer estadio larvario en su interior. Los huevos infectantes pueden sobrevivir varios años en la vegetación o en el suelo. Una vez ingeridos, los huevos eclosionan. Las larvas penetran en la pared intestinal y se desarrollan al estadio segundo, finalmente pasan al intestino grueso para madurar. El período de prepatencia es de 6 semanas. Se localiza en el ciego e intestino grueso, donde los vermes adultos se fijan a la mucosa introduciendo su parte fina anterior en la misma. Es una parasitosis frecuente, pero son raras las infestaciones masivas, ya que el huevo necesita una larga fase embrionaria en el exterior y muy pocos llegan a estado adulto.

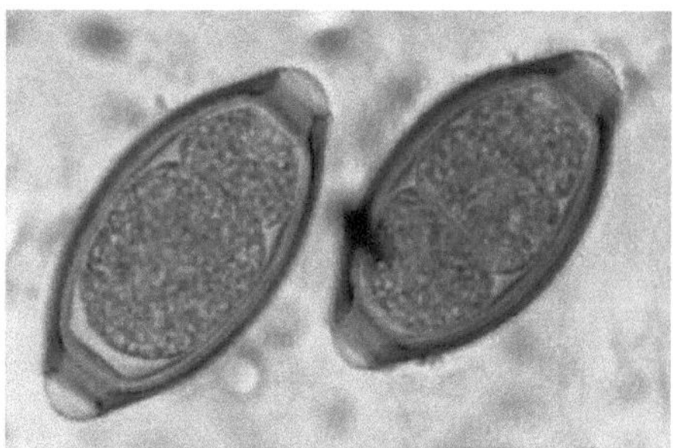

Figura 11. Huevos de *Trichuris suis.*

Metastrongilosis o Bronquitis verminosa del cerdo

Es una enfermedad parasitaria de curso crónico, propia de los cerdos domésticos y que afecta también a los de vida libre o salvaje (jíbaros) caracterizada por trastornos de tipo respiratorio.

Agente etiológico y Morfología

En nuestro país se señala la presencia de varias especies de este género: *Metastrogilus apri, M. salmi, M. pudendotectus, M. confusus* y *M. carpaticus.* Este último parasitando en los cerdos salvajes. Morfológicamente son nemátodos finos de color blanquecino. Como especie tipo describiremos a *M. apri*, en esta especie los machos miden hasta 25mm de longitud y las hembras hasta 85mm de longitud.

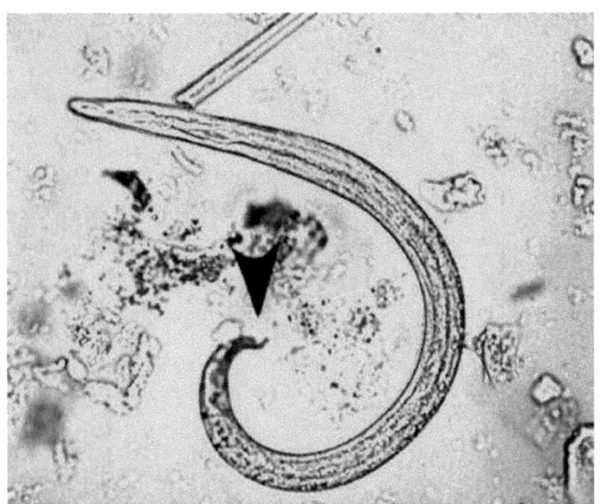

Figura 12. *Metastrogilus apri.*

Ciclo biológico

Desarrollan ciclos biológicos indirectos muy parecidos, con la interpolación de anélidos como hospederos intermediarios. Las hembras son ovovivíparas, depositan huevos embrionados en su localización final a través de los bronquios y bronquiolos siendo expectorados, deglutidos y finalmente eliminados en las heces fecales.

Estos huevos son de cáscara gruesa muy resistentes, se plantea que pueden permanecer viables en los terrenos entre 6 y 13 meses, incluso resisten la congelación por unos 4 a 5 meses, la eclosión de las larvas se efectúa solo cuando estos huevos son ingeridos por alguna de las especies de anélidos terrestres que actúan como hospederos intermediarios.

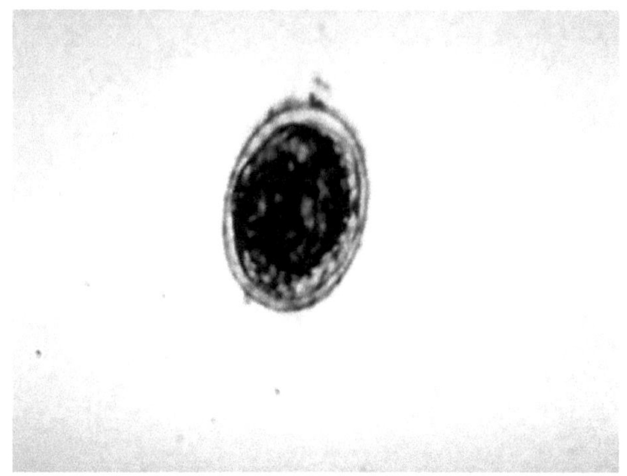

Figura 13. Huevo de *Metastrogilus apri*.

Una lombriz puede albergar entre 2 y 4 mil larvas.

Los cerdos son invadidos en forma pasiva al ingerir lombrices que albergan estadíos invasivos de Metastrogilus especie, cuando hozan en el terreno. La fase endógena se caracteriza por la emigración organotrópica de los estadíos larvales hasta que alcanzan su localización final.

Estos nemátodos viven aproximadamente un año como parásitos a nivel de los bronquios y bronquiolos de su hospedero definitivo.

Por lo menos *M. apri* no muestra una especificidad estricta de hospedero definitvo, ya que se ha controlado su presencia en hospederos poco habituales como: vacunos, ovinos, caprinos, perros y también en el ser humano.

Efecto sobre el hospedero

El mayor daño que ocasionan estos nemátodes en los cerdos es de tipo indirecta debido a su papel patógeno vector, ya que pueden ser portadores del virus influenza porcina, manteniéndose viables el virus durante varios meses. El virus se puede encontrar en los huevos embrionados, al parecer en forma latente, en las larvas en todos sus estadíos. El virus persiste en forma latente, no infectante, desencadenando su actividad antes los estímulos como son los estados estresantes. En estos casos se presenta una neumonía mucho más intensa de los lóbulos pulmonares posteriores que aquella que se presenta por la infestación viral por vía intranasal.

Los nemátodos que mueren a nivel de los bronquios dan origen a formación de nódulos que se pueden confundir con los de la tuberculosis.

Además pueden provocar lesiones enfisematosas de las porciones caudales de los lóbulos diafragmáticos, llegando hasta la hepatización lobular.

Los estadíos larvales durante su emigración a través del tejido pulmonar causan hemorragias petequiales, y los adultos desarrollan papel patógeno mecánico de tipo obstructivo en los bronquios produciendo una neumonía verminosa.

Síntomas

Los animales jóvenes de menos de 6 meses no presentan síntomas clínicos, en los mayores puede aparecer una tos grave, dificultad respiratoria, pérdida del apetito y retardo en el crecimiento. También pueden presentarse diarreas que son frecuentes así como cuadros neumónicos por invasiones bacterianas, la muerte puede ser al final de la enfermedad en animales jóvenes.

Diagnóstico

El diagnóstico clínico carece de valor, los hallazgos de los huevos típicos de *Metastrogylus spp,* en las heces fecales mediante el método de enriquecimiento por flotación. El hallazgo en las autopsias permite no solo la comprobación de los parásitos presentes, sino también la valoración de los daños presentes al nivel de los pulmones.

Control

- Evitar el contacto entre los cerdos y los hospederos intermediarios (anélidos)

- Utilizar locales con piso de cemento.

- Tratamiento antiparasitario de tipo profiláctico o curativo.

- El mantenimiento y limpieza sistemática de los corrales, establos, naves y áreas aledañas por donde caminan los cerdos o son transportados los residuos del estiércol es una buena medida.

- Las heces fecales deberán ser llevadas a los estercoleros para lograr en parte la destrucción de los huevos y el no contacto de los anélidos con ellos.

Glosario de términos epidemiológicos y definiciones empleadas en el texto.

Con los avances tecnológicos y científicos han ocurrido transformaciones en todos los campos de la ciencia, por lo tanto la epizootiología también ha estado sujeta a cambios por lo que Llorens et al, (2001) han confeccionado este glosario de términos epizootiológico

1. Enfermedades Emergentes: cualquier enfermedad, cuya aparición por primera vez o su prevalencia dentro de un país constituya una amenaza súbita y grave para la

producción de alimentos y la salud pública, para la cual los recursos de que dispone el país sean insuficientes.

2. <u>Aseguramiento Veterinario</u>: fuerzas y medios especializados que se requieren para enfrentar las actividades de prevención, detección y liquidación de las consecuencias en situaciones graves que afecten a los animales o al hombre en caso de zoonosis.

3. <u>Amenaza</u>: es un fenómeno o acontecimiento peligroso o arriesgado que compromete el funcionamiento de una sociedad y que puede llegar a ser un desastre. Tal acontecimiento puede ser en el medio ambiente natural o en el creado por el hombre, que afecta adversamente hasta el punto de causar desastres a la vida humana, la propiedad o actividad.

4. <u>Amenaza Natural</u>: peligro latente asociado a un fenómeno de origen natural que puede manifestarse en un sitio específico y durante un período de tiempo determinado, produciendo efectos adversos sobre las personas, sus bienes y el medio ambiente.

5. <u>Vulnerabilidad</u>: es una medida de la susceptibilidad o predisposición intrínseca de los elementos expuestos a una amenaza a sufrir un daño o una perdida. Estos elementos pueden ser las estructuras, los elementos no estructurales, las personas y sus actividades colectivas. La vulnerabilidad esta generalmente expresada en términos de daños o pérdidas potenciales que se espera se presenten de acuerdo con el grado de severidad o intensidad ante el cual el elemento está expuesto.

6. <u>Riesgo</u>: es la probabilidad de que se presenten pérdidas o consecuencias económicas y sociales debido a la ocurrencia de un fenómeno peligroso. Por lo tanto el riesgo se obtiene de relacionar la amenaza, o probabilidad de ocurrencia de un evento de cierta intensidad, con la vulnerabilidad, o potencialidad que tienen los elementos expuestos al evento a ser afectados por la intensidad del mismo.

7. <u>Desastre Biológico</u>: es un suceso o evento de gran magnitud que afecta a los organismos vivos (hombre, animales y plantas) por la presencia de agentes etiologicos. Este suceso tiene las características de ser masivo y produce afectaciones económicas y políticas.

8. <u>Desastre creado por el Hombre</u>: desastre o situaciones de emergencia cuyas principales causas directas se identifican como acciones humanas, sean deliberados o no. Fuera de los desastres tecnológicos, tales circunstancias comprenden principalmente situaciones en las cuales la población civil sufre accidentes, perdidas de propiedades de servicios básicos y medios de sustento como resultado de guerras, conflictos civiles u otros.

9. <u>Manejo de Desastre</u>: es un término colectivo utilizado para abarcar todas las medidas tomadas antes de que ocurra un desastre (medidas previo desastre). Esto incluye la reducción de riesgos a largo plazo y las medidas de preparación. El concepto de mitigación acepta el hecho de que algunos eventos amenazantes pueden ocurrir para tratar de aminorar el impacto, acrecentando la capacidad de la comunidad para absorber el impacto de un daño o efecto destructor mínimo. En palabras más sencilla, la mitigación es la reducción del riesgo.

10. <u>Desastre Natural</u>: suceso identificable en el tiempo y en el espacio, no atribuible a la mano del hombre, por el cual una comunidad, zona o territorio sufre daños severos y ve afectados su funcionamiento normal con pérdidas de vida y daños de sus medios básicos, la producción y los servicios, afectaciones a la estructura social que impide el cumplimiento de sus actividades esenciales.

11. <u>Peligro</u>: probabilidad de que se produzca en un período determinado y en una zona dada un fenómeno particularmente nocivo cuya magnitud, intensidad, frecuencia, duración y posibilidad de ocurrencia amenacen con daños al hombre y en su entorno a sus fuentes de vida.

12. <u>Emergencia Sanitaria</u>: es aquella situación de carácter extraordinario, presentación súbita que al afectar a la población animal de un país o región, puede constituir una amenaza para la salud, la producción o las relaciones internacionales del país.

13. <u>Desastre</u>: situación catastrófica donde los patrones normales de vida o ecosistemas han sido dañados o interrumpidos, requiriéndose intervenciones extraordinarias de emergencia para salvar y preservar la vida humana y animal y/o el medio ambiente.

14. <u>Catástrofe</u>: suceso extraordinario de surgimiento generalmente inesperado, que causa daños o crea la posibilidad de este a considerable número de personas y objetos de la economía. Las catástrofes pueden tener origen natural o por la acción del hombre y pueden producirse a consecuencia de una agresión armada sin desastre.

15. <u>Mitigación de Desastre</u>: es un término colectivo utilizado para abarcar todas las medidas tomadas antes de que ocurra un desastre (medidas previo desastre). Esto incluye la reducción de riesgo a largo plazo y las medidas de preparación. El concepto de mitigación acepta el hecho de que algunos eventos amenazantes pueden ocurrir para tratar de aminorar el impacto, acrecentando la capacidad de la comunidad para absorber el impacto de un daño o efecto destructor mínimo. En palabras más sencilla, la mitigación es la reducción del riesgo.

16. <u>Brecha Sanitaria</u>: todo lo que por acción u omisión origine la vulneración de las medidas de protección contraepizoótica provocando un riesgo no controlado.

17. <u>Cuarentena</u>: tiempo durante el cual se realizan y aplican un conjunto de medidas dirigidas a impedir o limitar las posibilidades de introducción o propagación de enfermedades.

18. <u>Epizootia</u>: conjunto de casos de una enfermedad especifica en lugar y tiempo dados, los que en su extensión y número sobrepasan en distintos grados el nivel acostumbrado. Es siempre contagiosa.

19. <u>Estación de Cuarentena</u>: conjunto de instalaciones donde se confinan los animales en completo aislamiento, sin contacto directo ni indirecto con otros animales para someterlos a observación y que no estén afectados por ninguna enfermedad.

20. <u>Foco</u>: lugar donde se tienen animales enfermos o su descendencia o donde todos los enfermos o sospechosos de estarlo fueron eliminados, y que aún no se han aplicado las medidas de saneamiento tendentes a destruir los agentes causales que se encuentran en el medio exterior.

21. <u>Fuentes Primarias</u>: las constituyen animales o personas manifiestamente enfermas y los portadores asintomáticos en los cuales aumentan su número y profundizan sus propiedades patógenas.

22. <u>Fuentes Secundarias</u>: producto de origen animal que han sido contaminados y no aumentan en número ni profundiza sus propiedades patógenas.

23. <u>Incidencia</u>: resultado de la relación existente entre el número de nuevos enfermos en un momento dado contra la masa total controlada en un lugar.

24. <u>Medidas Contraepizoóticas</u>: medidas que se toman para impedir el surgimiento, desarrollo y propagación de las enfermedades infecciosas y parasitarias.

25. <u>Panzootia</u>: número extraordinariamente alto de epizootias en un territorio dado, en un país o en uno o varios continentes durante un período determinado.

26. <u>Animal Exótico</u>: animal que no es característico del territorio nacional.

27. <u>Barrera Natural</u>: accidente topográfico que evita a una enfermedad difundirse a nuevas locaciones.

28. <u>Prevalencia</u>: índice que expresa la relación entre el número de unidades epizoóticas de una determinada especie y el número de unidades básales correspondientes existentes en un lugar y tiempo determinado.

29. <u>Unidad Epizootiológica</u>: conjunto de animales y área donde conviven, delimitaciones de perímetro adecuado donde todos los integrantes están sometidos a un mismo régimen de manejo zootécnico y se les aplican las mismas medidas sanitarias.

30. <u>Punto Crítico</u>: es el punto, fase operacional o procedimiento en el que puede aplicarse un control para eliminar o reducir a niveles aceptables un riesgo.

31. Límite Crítico: es el valor a partir del cual se considera que no es aceptable el riesgo que se corre.

32. Enfermedad Remergente: es el surgimiento de una enfermedad conocida infecciosa o no infecciosa después de la declinación de su incidencia.

33. Enfermedad de Nueva Aparición: se definen como aquellas enfermedades que no han existido antes del 1900 (ej. SIDA, Parvovirosis Porcino, Síndrome de las Vacas Locas).

34. Gerencia y Salud: es la manera apropiada de manejar un negocio, o sea es la manera de pensar en cuanto al diseño de las herramientas y el equipo, el esquema de las estaciones de trabajo y la organización total del trabajo. Es lograr el ambiente de trabajo para lograr niveles de productividad más favorables. La combinación de la gerencia con programas de salud ha dado muy buenos resultados en cuanto a productividad laboral, debido a la preocupación por la protección en el área de trabajo.

35. Medio Social y Salud: se ha considerado la existencia de una relación entre salud y desarrollo humano, dependiendo ambas categorías del crecimiento y los cambios en las condiciones sociales y culturales. La sostenibilidad de la producción animal depende en parte de la generación de métodos perfeccionados y pertinentes para la protección y prevención contraepizooticas de las enfermedades de los animales y la seguridad sanitaria de la población.

36. Medicina Alternativa: conjunto de procedimientos empleados en la terapéutica contra diversas enfermedades que se basan en la medicina tradicional y tienen como fundamento la Acupuntura con todas sus variantes, la Medicina Verde, la Homeopatía, el Magnetismo, etc.

37. Inmunometafilaxis: es el procedimiento mediante el cual se fortalece el sistema inmune, a través del empleo de sustancias probióticos, minerales, aditivos, flora no patógena especifica e inespecífica, resultando en una protección inespecífica contra las enfermedades.

38. Inmunoestimulante: sustancia que aumenta la respuesta inmune o corrige los defectos inmunológicos, lo cual trae consigo una mayor defensa de los individuos frente a las agresiones el medio, se consideran medicamentos que actúan sobre una de las etapas de la respuesta inmunitaria, aumentando la resistencia del organismo a los invasores infecciosos, tumorales o parasitarios.

39. Inmunoprofilaxis: método de prevención de enfermedades mediante la administración de vacunas que no son más que productos biológicos que contienen microorganismos vivos o muertos (bacteria, virus) o sus productos (toxinas inactivas o toxoides) que

actúan para estimular la formación de anticuerpos sin causar la enfermedad misma, debido a la estimulación y desencadenamiento de una respuesta inmune humoral y/o celular de tipo activa.

40. <u>Inmunoterapia</u>: método preventivo o terapéutico que genera una inmunidad pasiva de corta duración mediante la administración de sueros hiperinmunes que contienen anticuerpos específicos dirigidos contra los agentes biológicos (bacteria, virus) o sus productos (toxinas) que originan la enfermedad.

41. <u>Probióticos</u>: productos que contienen microorganismos específicos con propiedades terapéuticas, dietéticas y nutricionales (ej. *Lactobacillus acidofilos*, *Lactobacillus vulgaris*). Cuando estos microorganismos son ingeridos con el alimento, los mismos pueden implantarse en el intestino, donde ayudan a mantener un balance de la población microbiana con el consiguiente efecto positivo sobre la salud y comportamiento productivo del animal.

42. <u>Evaluación de Riesgo</u>: no es más que la cuantificación científica del riesgo proveniente de datos y entendimiento de los procesos implicados con el fin de comprender un riesgo y para comparar riesgos diferentes, los científicos y economistas usualmente tratan de cuantificarlo. Esto se hace recogiendo datos sobre el efecto de las diversas amenazas que causan el riesgo y sobre la base de análisis estadísticos que pronostican la probabilidad de eventos futuros. La identificación de las causas - efectos y entendimiento de los procesos de acontecimientos desastrosos es crítica para la evaluación de riesgos futuros.

43. <u>Objetivo con Peligro Biológico</u>: son los objetivos económicos de investigación u otros a partir de los cuales o mediante los que se produce el escape y/o vehiculización de los agentes patógenos.

44. <u>Análisis de Riesgos de Puntos Críticos de Control (HACCP)</u>: es un programa en el cual se hace un análisis de los puntos críticos de control en un proceso, se trata de decir lo que vas a hacer, hacer lo que dijiste y tener la capacidad de comprobarlo, consta de establecer cuáles son los limites críticos, hacer la inspección y luego comprobarlo con documentación. Existiendo siete principios básicos (la identificación del riesgo, determinación de puntos críticos de control, establecer límites críticos y procesos de monitoreo para cada punto crítico de control, determinar que se debe hacer cuando se superan los límites críticos, establecer registros y procesos de verificación para asegurar que el plan de HACCP está funcionando.

45. <u>Determinación de Perfiles Serológicos</u>: es un monitoreo serológico que nos permite diagnosticar el estado sanitario de los rebaños y la presencia de enfermedades,

determinar la edad de vacunación, establecer la edad de exposición a los agentes infecciosos y evaluar la eficacia de las vacunas.

46. <u>Detectabilidad</u>: sensibilidad del método diagnostico (DI) en la población animal. Expresa la relación del número de animales con una característica epizoótica dada, detectados mediante un método diagnóstico dado (AED) y él número real de los animales con la misma característica epizootiológica (DI = AED / AE)

47. Ecoepizootiología: disciplina moderna que estudia integralmente toda la fenomenología de los procesos masivos de las poblaciones animales en un contexto del medio ambiente.

48. <u>Bioseguridad porcina</u>: desenvolvimiento e implementación de normas rígidas que tienen la función de proteger un rebaño contra la introducción de cualquier tipo de agentes infecciosos.

49. <u>Bioseguridad – producción</u>: significa la seguridad de los seres vivos a través de la disminución de riesgo de ocurrencia de enfermedades agudas y crónicas en una población específica.

50. <u>Episodio</u>: epizootia de corta duración generalmente limitada en el espacio con alteraciones en los indicadores bioproductivos y económicos.

51. <u>Ecología</u>: es una ciencia que estudia las interrelaciones existentes entre los seres vivos y el entorno que los rodea.

52. <u>Etología</u>: estudia el comportamiento animal bajo las condiciones del medio ambiente.

53. <u>Confort y bienestar animal</u>: felicidad de los colectivos de animales procurando un entorno que deje expresar con la mayor libertad posible las pautas de su conducta.

54. <u>Perfil serológico</u>: elemento imprescindible en la toma de decisiones en la crianza de animales.

55. <u>Ergonómica</u>: manera de pensar en cuanto al diseño de las herramientas y el equipo, el esquema de las estaciones de trabajo y la organización total del trabajo.

56. <u>Epizootiología teórica</u>: Consiste en la representación de la enfermedad utilizando modelos matemáticos que pretenden simular el comportamiento natural de la presentación de la enfermedad.

57. <u>Vigilancia</u>: consiste en la realización de observaciones rutinarias acerca de la sanidad, productividad y factores ambientales, así como en la conservación y transmisión de dichas observaciones.

58. <u>Seguimiento</u>: es una forma de registro de datos más intensiva que la vigilancia.

59. <u>Ecosistema</u>: el conjunto de organismos vivos mutuamente acoplados que ocupan un área determinada como una unidad reconocible (comunidad biológica o biocenosis) y

el ambiente físico químico en que estos se desarrollan (biotopo) integran a su vez una unidad estructural y funcionalmente definida, cuyos componentes mantienen una estrecha interdependencia y que se ha dado en llamar sistema ecológico o ecosistema.

60. Simulación Biológica: tipo de modelización que utiliza animales de experimentación para simular la patogenia de enfermedades que afectan de forma natural a los animales y al hombre.

61. Biotopo: Es la unidad espacial más pequeña capaz de proporcionar condiciones de vida uniformes.

62. Comunidad biótica: es el conjunto de organismos vivos que existen en un biotopo.

63. Mosaico ecológico: es una parcela de vegetación modificada, creada por el hombre dentro de una biomasa la cual ha alcanzado el clímax.

64. Onda epidémica primaria: cuando un agente infeccioso se introduce en una población.

65. Tendencias cíclicas: fluctuaciones periódicas regulares en el nivel de presencia de enfermedades y cambios periódicos en la densidad de la población de hospederos susceptibles.

66. Seguridad: es una indicación de hasta qué punto una investigación o medición se ajusta a la realidad.

67. Exactitud: El grado de detalle en un dato es una exactitud. La especificidad es utilizada a veces como sinónimo de exactitud.

68. Precisión: Puede utilizarse como sinónimo de exactitud y estadísticamente para indicar la uniformidad o coherencia de una serie de mediciones.

69. Validez: si una técnica diagnóstica mide lo que se supone debía medir, entonces se dice que es válida.

70. Costo beneficio – social: técnica económica utilizada en epidemiología para evaluar los costos de la enfermedad y las pérdidas en la productividad en relación con los beneficios obtenidos como consecuencia de su control.

71. Modelo: en epidemiología son generalmente matemáticos e intentan analizar y predecir procesos de modo cuantitativo.

72. Hipótesis: proposición que puede ser formalmente comprobada.

73. Fiabilidad: grado de estabilidad mostrado cuando una medición o valoración es repetida bajo condiciones idénticas.

74. Cribado: identificación presuntiva de una enfermedad o defecto inadvertido mediante técnicas u otros procedimientos que pueden aplicarse de forma rápida.

75. <u>Matriz   tridimensional</u>: es una figura geométrica en la cual en sus tres planos se plasma un análisis de la problemática analizada para lograr una planificación positiva dando prioridad a los puntos críticos.

76. <u>Ecologimanía</u>: forma, métodos y procedimientos que observan todos los fenómenos desde el punto de vista ambiental (ecológico).

77. <u>Promiscuidad</u>: Forma de actuar desordenada e irracional con intensión de dos o más factores en un mismo sujeto.

78. <u>Etología-ecología-epizootiología-salud-economía</u>: Complejo integral moderno que enfoca todos los fenómenos de los colectivos o poblaciones animales con vistas a realizar análisis profundos y llegar a conclusiones fidedignas.

79. <u>Impacto-monitoreo sub registro</u>: Conceptos modernos de la Ecoepizootiología que reflejen picos decisivos dentro de la relevancia y detectabilidad diagnóstica.

80. <u>Microbismo-tolerancia</u>: niveles óptimos de microorganismos en el ambiente que dentro de los rangos de Bioseguridad no alteran los indicadores bioproductivos y de salud.

81. <u>Indicadores de salud</u>: factores económicos que miden el impacto negativo de los microorganismos en el ambiente.

82. <u>Indicadores bioproductivos</u>: miden el grado de cumplimiento de los factores técnico-económico de las poblaciones o colectivos animales.

83. <u>Salud</u>: sistema biológico de un proceso dinámico y multifactorial en el cual los animales van a estar libres de desviaciones morfológicas o fisiológicas, así como de agentes etiológicos que amenazan la salud de otros animales o del hombre y por tanto con plena capacidad para cumplir sus funciones sociales.

84. <u>Enfermedad sub–clínica</u>: Las que se presentan en los colectivos o poblaciones animales donde aún sin manifestaciones morfofisiológicas evidentes, se observan indicadores bioproductivos batos.

85. <u>Población inmunodepresiva</u>: Colectivos animales donde predominan una exacerbación de los microorganismos en el ambiente debido a la presencia de tecnopatias o violaciones de las normas establecidas.

86. <u>Animal enfermo</u>: animal improductivo que puede o no tener microorganismos endógenos para si no revierte a la sociedad lo que se espera de él.

87. <u>Enfermedad exótica</u>: episodio que surge en un país de determinado agente biológico que constituye un desastre y que hasta el momento de ocurrencia no ha sido reconocido.

88. <u>Inteligencia veterinaria</u>: capacidad que tiene el hombre de sintetizar los episodios o situaciones a diferentes niveles.

89. Priorización biológica: establece rangos de presentación de microorganismos en aquellas especies económicamente más productivas.

90. Programas – diagnóstico – monitores – vigilancia – control activo: elementos claves que intervienen en la Epizootiología moderna y son las bases del establecimiento de medidas contraepizoóticas.

91. Vigilancia epizootiológica: Evaluación sistemática y continua_de los cambios que se operan en el proceso salud-enfermedad de las poblaciones animales, tratando ante todo de detectar a tiempo cualquier modificación del estado de salud y factores que lo influyen.

92. Protección animal: sistema de medidas zootécnicas-veterinarias que se ponen en práctica para garantizar que cada una de las especies más importantes en el país puedan cumplir eficientemente los fundamentos sociales a ellas asignadas en tiempo de paz o guerra.

93. Sistemas locales de atención veterinaria: organizaciones básicas para producir servicios de salud animal en un espacio geográfico poblaciones ganadero determinado (sistema de vigilancia epizootiológica por cuadrantes).

94. Programa – diagnóstico – monitoreo – vigilancia – control activo: elementos imprescindibles que rigen la actividad de planificación, control y lucha dentro de la ecoepizootiología moderna.

95. Vigilancia – control – información – decisión – acción: términos claves dentro del contexto de la acción control epizoótico y de la liquidación y/o eliminación de brotes o episodios.

96. Biodiversidad: se refiere a todas las especies de plantas, animales y microorganismos existentes que interactuan dentro de un ecosistema.

97. Medio ambiente: medio exterior que representa un conjunto de factores, condiciones e influencias externas que rodean a los animales, actúan en su vida desarrolla características y un estado de salud individual y colectiva.

98. Triada etiológica: penetración de los agentes etiológicos en un microorganismo susceptible bajo las influencias determinadas del medio ambiente.

99. Teoría epizootiológica: Consiste en un conjunto de razonamientos basados en principios que explican y hacen inteligibles los fenómenos epizootiológicos.

100. Epizoometría: representa la aplicación de la biometría en la rama de la Epizootiología.

101. Hipótesis epizootiológica: representa la idea con la esperanza de que conduzca a la explicación de los fenómenos epizootiológicos o al descubrimiento de nuevos

hechos, relaciones, causas o consecuencias basándose en los conocimientos y las experiencias acumuladas y en la lógica epizootiológica.

102.   Pronóstico epizootiológico: predicción del futuro desarrollo de procesos de la salud colectiva y de los procesos epizoóticos y sus componentes partiendo de los datos disponibles sobre estos fenómenos en el pasado y sus tendencias hasta actuales, así como de los conocimientos y experiencias acumuladas.

103.   Animal ecológico: poco manipulado en cuanto a la utilización de productos biológicos y otros elementos tóxicos que provocan residualidad.

104.   Animal Biotecnológico: el uso de la biotecnología molecular para la producción de productos útiles y procesos.

105.   Legislación epizootiológica: representa una buena parte de la legislación veterinaria que regula en forma obligatoria todo el sistema de la actividad epizootiológica.

BIBLIOGRAFIA CONSULTADA

1. Agenda 21. "Programa Nacional sobre Medio Ambiente y Desarrollo". Adecuación Cubana al documento Agenda 21 acordado en la Conferencia de las Naciones Unidas. Planes del IMV en Villa Clara. 1992.

2. Alonso M, Casique S. ¿Diarrea en sus Lechones?.Pfizer. Animal Health. Agrodigital. Com. Laweb del Campo. 2000.

3. American Academy of Pediatrics, Comité sobre Enfermedades Infecciosas." Enfermedades Infecciosas en Pediatría", "Red Book". Editorial Médica Panamericana, 22 Edic. PALTEX/OPS. 1993

4. Amosson, S. Economic and epidemiologic implication in National Cattle Brucellosis Programs. Conference, 1984.

5. AP Se complica más la crisis de Fiebre Aftosa en Gran Bretaña. Granma (La Habana) 5 de abril, 2001

6. Asamblea Nacional del Poder Popular, Cuba, Estado Mayor Nacional de la Defensa Civil, 1998.

7. Astudillo, V., Casas, R., Rosemberg, F. Situación de desastres que afectan la salud animal en países latinoamericanos. Consejo Científico Veterinario. La Habana, 1990.

8. Bayer. Apuntes para luchar contra el Cólera porcino. Disponible en http://www.bayervet.net/ar_001.html . Consultada en Diciembre, 2005.

9. Batista, Laura. Explotación del Ganado Porcino en España. Disponible en www.cerdos-swine.com/archivo.htm. Consultada en Diciembre, 2005.

10. Blanco J, Blanco M. Escherichia coli Enterotoxigénicos, necrotoxigénicos y verotoxigénicos de origen humano y bovino. Servicios de publicaciones de Putación Provincial de LUGO. España, pp.129-153, 1993.

11. Bulnes C, Merino N, Lebecque J. Efecto de la aplicación oral de suero sanguineo (completo) sobre la morbiletalidad y el peso en cerditos lactantes. Rvta Cub Cienc Vet ; 18(3-4): 153-158, 1987.

12. Bertschinger, P.; Gyles, D. AFA and F17 adhesins produced by pathogenic Escherichia coli strains in domestic animals. Vet Res; 30(2-3): 317-342,1994.

13. Cano, J.; Márquez, Z.; Utrea, V. Dagnostico y Consultoria Veterinaria. C.A. Maracay. Edo. Aragua. Facultad de Veterinaria. Maracay. 2004.

14. Chávez, P.; Casas. P. Las Afectaciones por Desastres Biológicos en Casos de Zoonosis. Prevención y Eliminación de las Consecuencias. "Centro Veterinario". La Habana 1990.

15. Charles, D. The Alarm. From Tolling bell to remote sensing by satellite, disaster warning systems have come a long way. The Unesco Courier. Obt. Pp. 23. 2000.

16. Centros de Control de Enfermedades Transmisibles, EUA. MMWR, 1995.

17. Cotrina, P. N.; Astudillo, V.M. Salud animal. Sistema para la vigilancia epidemiológica de las enfermedades importantes e índices bioproductivos. Sem. Int. Sobre sistemas de vigilancia epidemiológica con especial referencia a la prevención de enfermedades exóticas. Río de Janeiro, Brasil, 18-19/marzo, 1994.

18. Cotrina, P.N. Descentralización de la intervención epidemiológica. Centro Panamericano de Fiebre Aftosa / OPS. Material editado para el primer curso de Gerencia veterinaria Internacional celebrado en Cuba, 1994.

19. Dial, G.D. Marsil, W.E.; Polson, D.D.; Vaillancourt, J.P. Reproductive failure: Diferencial Diagnosis. Lemman, A.D.; Straw,B.E.Mengeling, W.L.D.Allacre, S.Taylor, J.D.Disease of swine. Pp 88- 137.7tm edición 1992.

20. Díaz FJ. Bioseguridad en el control de los roedores. En: Revista Mundo Ganadero, 47: 10. 2000.Encinosa, Adela. Sistema de Atención Veterinaria en Cuba. Situación de la Salud en los porcinos. 2do Simposio Internacional de Producción Porcina. 2do Congreso Nacional de Porcinocultura. Pp 88 – 96. Cuba 1995.

21. Erickson AK, Willgohs JA, McFarland SY, Benfield DA, Francis DH. Identification of two porcine brush border glycoproteins that bind the K88ac adhesin of Escherichia coli and correlation of these glycoproteins with the adhesive phenotype. Infect Immun ; 60(3): 983-988,1992.

22. Frank SM ., Bosworth BT, Moon HW, Multiplex PCR for enterotoxigenic, attaching and effacing , and shing toxin – producing Escherichia coli strains from calves. J. Clin. Microbiol. 36 (1795 – 1797). 1998.

23. Fregel, Nilda; Puentes, Teresa; González, S.; Alonso, O. Sistema de Vigilancia Epizootiológica para las Enfermedades rojas del Cerdo en Cuba. IV Congreso de la Asociación Latina de Veterinarios Especialistas en Cerdos. Calvec. Resúmenes. La Habana. 1991.

24. Frias, Maria Teresa; Percedo, Maria. Reconociendo la Peste Porcina Clásica. Manual ilustrado. Pp 8_25. FAO 2003.

25. Hampsom DJ. Postweaning E . coli in pigs , in : Gyles C. E. (Ed.), Escherichia coli in Domestic Animal and Humans , CAB International , Wallingford, 178 – 181, 1994.

26. Heller S. Nuñes M. Programas de Bioseguridad: La mejor inversión. Revista Tecnología Avipecuaria en Latinoamérica. México. 9: 103. 1996

27. Hueston, W. D.; Walker, K. D. Macroepidemiological contributions to quantitative risk assment. Rev. Sci. Teach. 12 (4). 1197-1201, 1994.

28. I.M.V. Programa Nacional de Cólera Porcino. 1986. Instrucción 2/86 "Notificación de Enfermedades al Instituto de Medicina Veterinaria del Ministerio de la Agricultura". República de Cuba. Editado en saludo al XX Aniversario del I.M.V. La Habana. 1997.

29. Jeffrey, S. J. Biosecurity for Poultry Flocks. Extension Poultry Veterinarian. University of California-Davis Disponible en1.oirsa.org.sv/Publicaciones/PREFIP/Publicacion-01\ Consultado en diciembre, 2005.

30. Lahera, Magalys. Batalla contra el Cólera porcino. Disponible en: http://www.nnc. cubaweb. cu/mujer/mujer4.htm Consultado en diciembre, 2005.

31. Lazo .L., Llorens, .F, Cruz. E, Gallo M. Valdés R. Impacto Sanitario de la Salmonellosis Porcina en la Provincia de Villa Clara tutor. Tesis de opción al Título Académico de Master en Ciencias, 1997.

32. Lazo PL, Pernas LL E, Martínez E. Evaluación de una vacuna peroral para la prevención de la Colibacilosis en porcinos jóvenes. Trabajo de Diploma. Facultad de Ciencia Animal. UCLV. 2000.

33. Ley 75. "Ley 75 para la Defensa Nacional". Asamblea Nacional del Poder Popular. 1994.

34. Lazo PL, Pernas LL E, Martínez E. Evaluación de una vacuna oral para la prevención de la Colibacilosis en porcinos jóvenes. Trabajo de Diploma. Facultad de Ciencia Animal. UCLV. 1988.

35. Llorens, F., Lazo, L, Cepero O, Salado, J. Algunos Términos que surgen y otros que prevalecen en la epizootiología moderna. Trabajo no publicado. UCLV. 2001.

36. Mandell, Bennett, and Dolin. "Principles and Practice of Infectious Diseases". Churchill Livingstone, Fourth Edition, 1995.

37. Mantovani, A.; Keck, 6; Cantin, J.; Trent, F.; Busib, Monografía Centro Europeo para la medicina en casos de catástrofe. No. 5, C. E. MEC, 1990.

38. Mainil JG, Daube G, Jaquemin E, Pohl P, Kaeckenbeek A. Virulence plasmids of enterotoxigenic Escherichia coli isolates from piglets. Vet Microbiol ; 62(4): 291-299, 1998.

39. Menoyo, P. Bioseguridad es una forma de prevención y prevenir es una forma de trabajo. Agrupación de Consultores en Tecnologías del Cerdo. Disponible en: http\\www.acontece.com.ar. Consultada en diciembre 2005.

40. Ministerio de Salud de Costa Rica. Boletines Epidemiológicos e Informes diversos acerca de Leptospirosis. Departamento de Epidemiología y Dirección del Sistema de Información en Salud. 2004

41. Molina, R. Bioprotección: Métodos para su evaluación mediante el sistema de puntos críticos de control en la crianza porcina/Roberto Molina Suárez. Santiago Pérez Hernández, Tutor. Tesis de Maestría de Porcinocultura. UCLV. (Facultad de Ciencias Agropecuarias): 1997.

42. National Institute of Allergy and Infectious Diseases/National Institutes of ealth/Office of Communications."Flu". December 1997. Disponible en. www.niaid.nih.gov/ factss heets/ flu / fluvirus.htm. consultada marzo 1997.

43. Nilipour, A.H. Bioseguridad I. Técnicas de Producción. Industria Avícola 1992.

44. Nilipour, AH. La Bioseguridad. En Revista Mundo Ganadero, 46: 9, 2000.

45. Nietfuld, E. Diagnostico y Control de la Salmonelosis Porcina. Revista Ciencias Veterinarias. Vol.1. Pp 12-13. 1998.

46. Norma cubana 55 – 04. Servicios Veterinarios "Términos y Definiciones" Comité Estatal de Normalización. Unidad impresora CEN 1995.

47. OIE. Organización Mundial de Sanidad Animal. Febrero 2001.

48. OIE. Informe de la reunión Comisión del Código Zoosanitario Internacional. París, 1997.

49. OPS." El Control de las Enfermedades Transmisibles en el Hombre". Publicación Científica No.538. 15a. edición. Informe Oficial de la Asociación Estadounidense de Salud Pública. 1992

50. Orozco, V.; Flores, V. La Disentería porcina (Diarrea sanguinolenta) en el cerdo. E-campo.com. Disponible en htp\\www.e-campo.com\info@e-campo.com. Consultado en diciembre, 2005.

51. Pages, Raisa. Cuba preparada para la detección rápida y control de Influencia aviar. Periódico Granma. 12 de noviembre del 2005.

52. Park SK, Lee SH, Rhee YK, et al." Leptospirosis in Chonbuk Province of Korea in 1987: a study of 93 patients. Am J Trop Med Hyg; 41: 345-51, 1989. Percedo,

María I, Bofill, P., Sánchez, Aida.; Chávez, P.; Blanco, L. "Los Desastres Biológicos. " La Habana 1990.

53. Percedo, María I; Conferencia Docente, tema Biológico Centro Veterinario de prevención y desastres – Censa. La Habana 1993.

54. Percedo, María I; Chávez, P.; Sánchez, Aida. La defensa civil y su papel en la protección animal. Papel de la Medicina Veterinaria en situación de desastres, 1995.

55. Percedo, María Irián. Metodología para el análisis de Riesgo de Desastres Biológicos por enfermedades emergentes en la población animal. Tesis en opción al grado de Doctor en Ciencias Veterinarias, 1998.

56. Percedo, María Irían, Pérez, S.; González. Isel; Chávez, P. El análisis del riesgo de afectación por enfermedades emergentes en la protección animal ante desastres biológicos, 1998.

57. Pérez, Caridad. Bioseguridad en instalaciones porcinas. Factores de riesgos epizoóticos, indicadores bioproductivos y de salud para un estudio de impacto sanitario, económico y ambiental/Caridad Pérez García, Francisco Llorens, Tutor. Tesis de Maestría en Porcinocultura. UCLV. (Facultad de Ciencias Agropecuaria): 1997.

58. Pérez, S.; Cepero, O.; Fuentes, Juana. "Caracterización de las Brechas Sanitarias de la Provincia de Villa Clara. Forum Nacional de Ciencia y Técnica del Estado Mayor General de la Defensa Civil. La Habana, 1997

59. Pérez, R. Discurso pronunciado en la Inauguración del Centro de Capacitación y de Extensionismo porcino de la región Central. Santa Clara. Villa Clara. 3 de Diciembre del 2005.

60. Principios de Bioseguridad en Granjas Porcinas http: // www. Pre. Com – 2001. Principios de Bioseguridad en granjas porcinas. Disponible en http://www.pic.com/mexico_info@pic.com. Consultada en diciembre 2001.

61. Quiles A. Hevia ML. Medidas de bioseguridad en las granjas de produccion. Disponible en URL: http://www.Portalveterinaria.com 2003.

62. Ramírez, W; Antúnez, G. ; Percedo, María Irian; Mayra G. Rodríguez; P.; Alfonso; Y. Rodríguez y M. Areán. Centro de Prevención y Mitigación de Desastres. Universidad de Granma. Centro Nacional de Sanidad Agropecuaria (CENSA). Centro de Capacitación para la Reducción de Desastres Sanitarios en Animales y Plantas (CEDESAP). Disponible en info [info@veterinaria.org]. Consultada en diciembre, 2005.

63. Revista Cubana de Ciencias Veterinarias. La participación de los servicios veterinarios en situaciones de desastres. 24 (1): 44-48, 1995.

64. Saenz S' Cott, C. Estudio de los factores ambientales y sanitarios que intervienen en la ecoepidemiología de la Leptospirosis Animal y Humana; Carlos Rodolfo Saens s' Cott/Juan Arnelio Gonzáles Gallo; Omelio Cepero. Rodríguez; Tutor – Trabajo de Diploma: UCLV (Facultad de Ciencias Agropecuarias); 1997.

65. Salado, J. Impacto ecoepidemiológico de la Brucelosis porcina sobre la Salud humana, animal y ambiental, en las provincias Centrales durante el período 1991 – 1996, José Lázaro Salado Rodríguez – Omelio Cepero Rodríguez; Enrique Pernas Llopis, Tutor. – Tesis de Maestría en Porcinocultura: UCLV (Facultad de Ciencias Agropecuarias): – 81 h. 1997.

66. Serrano R. E. Resolución IMV Nº. 12 / 1998.

67. Serrano, E. Conferencia Magistral sobre la situación de los servicios veterinarios en Cuba y el mundo. UCLV. Santa Clara, 2001.

68. Sesti, L.A. Bioseguridad e prodecao de suinos: Producao en múltipes sitios III. Congreso Nacional de producción Porcina. Rosario Argentina. Pp 79 -105. 1994.

69. Simeón, Rosa E.; Del llano, Katia. Reseña sobre la F.P.A. en Cuba. Centro Nacional de Salud animal. 1980.

70. Sobastiansk, J. Epidermiología, Factores de piscoc eficiencia reproductiva en sistema de producao de soinos confinados.III Congreso Nacional de Producción Porcina. Pp 167-182, Cordova. Argentina 1994.

71. Smith D. Nuevas ideas para viejas plagas. En: Revista Industria Avícola. 1999. Vol 46. No 6.

72. Staff M. Importante anuncio para sus clientes y amigos. Revista Tecnología Avipecuaria en Latinoamérica. 1997. Año 10, No. 119. México.

73. Suárez, P.: los Desastres biológicos. Conceptos y Definiciones. Enfermedades emergentes. Impacto económico social. Conferencias Curso de Post – Grado prevención y desastres. UCLV – IMV. 1994.

74. Toledo, M.; Fregel Nilda; Serrano, E.; Encinosa Adela. Sistema de información y vigilancia Epizootiológica en la República de Cuba. Curso Internacional de Vigilancia Epizootiológica. La Habana. Cuba, 1994.

75. Toledo, M. Estudio Epizootiológico y control de la enfermedad hemorrágica virar del conejo en la República de Cuba, Rev. Cuba. Ciencia, Veterinaria. Vol. 24. 1995.

76. Toledo, M; Siclair, L..; Pérez, Ivette., Fragel, Nilda.; Puentes, Teresa. ; Aguilar, P.; Mesejo, J. Importancia de los rangos de las densidades animales en el trabajo de la vigilancia epizootiológica. Taller Internacional Epizootiología y Modernidad. Pp. 1-3. Villa – Clara, Cuba. 1997.

77. Toledo, M. Tesis. Conferencia Magistral sobre el Sistema de Vigilancia Epizootiológica de la República de Cuba. Congreso de Ciencias Veterinarias, La Habana. Cuba, 1999.

78. Urquiaga, R.; Puentes, Teresa; Frias, Maria Teresa; Percedo, Maria Irian; Rodríguez, N.; Gutiérrez, R.; Gómez, T.; Chávez, P.; Delgado, C.; Encinosa, Adelaida; González, C.; Ricardo, O.; Mursuli, A.; Toledo, M.; López, R.; Ramos, L..; Valdés, Odaisa. Programa de Prevención y Control de la Gastroenteritis Transmisible Viral Porcina en la Republica de Cuba. Ministerio de la Agricultura. IMV. 2004.

79. Van Der, W. Critical desitiones in emergency medicine. Treatmen of infections disease. 2000.

80. Villancourt JP. Bioseguridad para el nuevo milenio. Portal Veterinaria, 2003. Disponible en URL: http://www.portalveterinaria.com.

81. Villancourt JP. La Bioseguridad ahora. En: Revista Industria Avícola. Vol 50. No 6.2003.

82. Wahdan, M. H. El clima cálido y la escasez de instalaciones de refrigeración en los países del Mediterráneo Oriental (Revista de Salud mundial). OMS Brazaville 1995.

83. Weber LL. La desinfección. Publicaciones Profesionales C.A. Venezuela Avícola. 2003

84. Wittig W, Prager R, Stamm M, Streckel W, Tschape. Expression and plasmin tranfers for the fimbrial antigen F107 in porcine Escherichia coli strains. Zentralblatt fur Bakteriologie, 281: 130-9. 1995.

85. Wooder GJ. Grezzi G. La bioseguridad y desinfección en el control de enfermedades. XV Congreso Latinoamericano de Avicultura. Cancun México. 1977.

86. Zúñiga A, Yokoyama H, Albicker-Rippinger P, Eggenberger E, Bertschinger HU. Reduced intestinal colonisation with F18-positive enterotoxigenic Escherichia coli in weaned pigs fed chicken egg antibody against the fimbriae. FEMS Immun Med Microbiol; 18: 153-161, 1997.

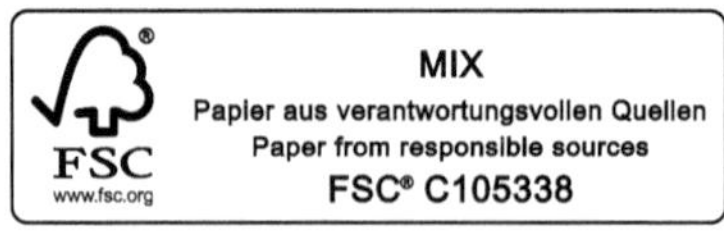

Printed by Books on Demand GmbH, Norderstedt / Germany